SUCCESSFUL
Infant Feeding

健康宝贝
喂养计划

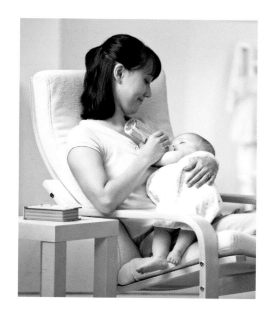

［英］海瑟·威尔福德　著

阎珊珊　曹菲菲　译

北京出版集团公司
北 京 出 版 社

著作权合同登记号

图字:01－2012－5832

Text copyright © Heather Welford 2011

Illustration and compilation copyright © Carroll & Brown Limited 2011

Translated from the book originally produced by Carroll & Brown Limited,

20 Lonsdale Road, Queen's Park, London NW6 6RD.

All rights reserved.

Chinese Simplified translation Copyright © Beijing Publishing Group Limited 2015

2015 中文版专有权属于北京出版集团公司,未经书面许可,不得翻印或以任何形式和方法使用
本书中的任何内容和图片。

图书在版编目（CIP）数据

健康宝贝喂养计划／（英）威尔福德著；阎珊珊,
曹菲菲译. — 北京：北京出版社,2015.1

书名原文：Successful infant feeding

ISBN 978－7－200－10956－6

Ⅰ.①健… Ⅱ.①威… ②阎… ③曹… Ⅲ.①婴幼儿
—哺育 Ⅳ.①R174

中国版本图书馆 CIP 数据核字（2014）第 231371 号

健康宝贝喂养计划
JIANKANG BAOBEI WEIYANG JIHUA

[英] 海瑟·威尔福德 著

阎珊珊 曹菲菲 译

*

北 京 出 版 集 团 公 司
北 京 出 版 社 出版
（北京北三环中路 6 号）
邮政编码:100120

网 址：www.bph.com.cn

北 京 出 版 集 团 公 司 总 发 行
新 华 书 店 经 销
北京顺诚彩色印刷有限公司印刷

*

787 毫米×1092 毫米 16 开本 9 印张 60 千字
2015 年 1 月第 1 版 2015 年 1 月第 1 次印刷

ISBN 978－7－200－10956－6

定价：32.00 元

质量监督电话：010－58572393

责任编辑电话：010－58572417

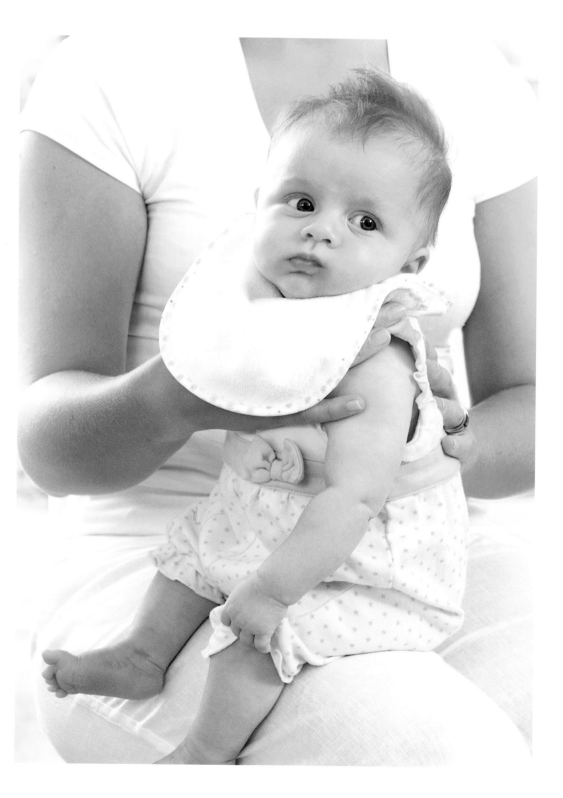

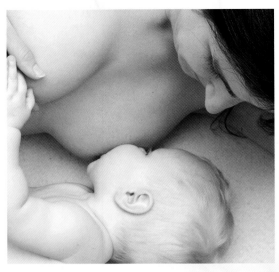

目　录

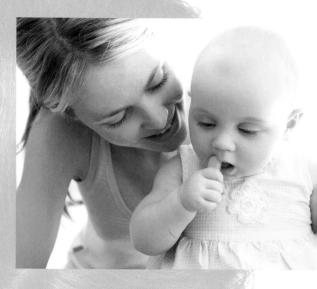

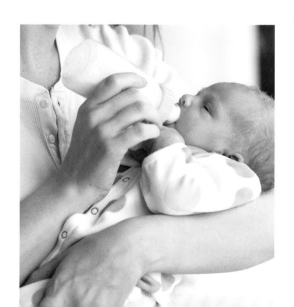

序言

这是一本关于婴儿喂养的书，文章阐释了喂养婴儿应该"怎样做"，以及妈妈们如何在哺育期保持健康舒适的状态，如何增进妈妈和宝宝之间的亲密关系，当然本书带给妈妈们的远不止这些。

多年来，我一直从事母乳喂养推广工作，并对其他母乳喂养推广者进行培训，英国育儿慈善机构给予了我很大的帮助。一直以来，我对喂养的重要性深信不疑，喂养是妈妈体会初为人母，搭建妈妈与宝宝情感桥梁的重要方式。我一直坚信喂养宝宝不仅是一种肢体行为，也不只是妈妈给宝宝传输营养那么简单，而是一个极为复杂的互动过程，包含了文化、社会、情感层面上的交流。这种交流不会因选择母乳喂养，还是配方奶粉喂养而受到影响。

母乳还是配方奶粉？看上去只是简单不过的二选一，但这不是仅凭个人喜好就能做出选择的。宣传母乳喂养的健康作用旨在普及母乳喂养，让妈妈们了解母乳喂养对宝宝健康的重要性，鼓励她们克服任何艰难险阻，坚持用母乳喂养宝宝。

在大多数发达国家，妈妈们不只是单纯地分为"母乳妈妈"或"配方奶粉妈妈"。事实上，大多数妈妈都采用混合喂养的方式。英国76%的妈妈在初期都采用母乳喂养宝宝，但宝宝到1周大的时候，几乎一半的妈妈改用配方奶粉与母乳交替喂养；到了6周大时，大约一半的宝宝只食用配方奶粉了。由于多种原因，母乳喂养6周后，90%的妈妈停止了母乳喂养，并无奈地说：她们其实非常想继续为宝宝喂母乳。我想说这真是一件不幸的事，但我不想看到用配方奶粉喂养宝宝的妈妈认为自己和孩子将会受到歧视。我们有大量理由鼓励和支持母乳喂养，但也不能责备由于种种原因而选择奶粉喂养的妈妈。

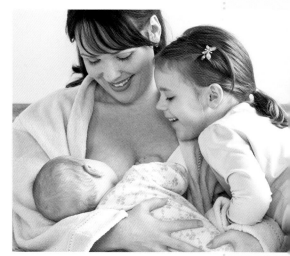

当然，在良好的社会环境里，许多妈妈能够长时间坚持母乳喂养，毫无疑问，这对提高婴幼儿体质十分重要。对那些选定喂养方式并且乐在其中的妈妈来说，喂养会在某种程度上给她们的心理和身体带来巨大好处。所以作为妈妈，她们希望获得更多的理解、支持和指导，希望增加公众对母乳喂养的认可，以减少阻碍。

将来，我想看到越来越少的母亲选择配方奶粉喂养，我希望妈妈和宝宝能快乐舒适地享受喂养过程，同时增进亲子之间的浓浓爱意和亲情。当然，如果你选择配方奶粉喂养，也不一定非要改回母乳喂养。

尽管我们可以简单地把喂养宝宝概括为"提供生长所需的食物"，但事实远不止这么简单。对于母子来说，最重要的应该是建立妈妈和宝宝之间的亲密关系，这种关系应该是互惠共赢、舒适、愉悦、放松，且充满交流与互动的。

本书将会告诉你怎样做到这些。

海瑟·威尔福德

PART 1

宝宝第一年的需求

Your baby's needs
in the first year

刚来到这个世界，柔弱的宝宝需要完全依靠妈妈的精心照顾和喂养。和那些刚出生就能自己站起来的动物不一样，人类的婴儿需要经过一段较长的时间才能学会某项技能。

虽然宝宝拥有与生俱来的学习能力，但要注意，新生儿仍然处于生命的弱小阶段，各方面还需进一步成长发育，大脑的发育成熟至少需要几年时间。

在出生后的第一年里，宝宝需要通过进食来促进生长发育；同时，这一时期也是宝宝智力、情感、心理和身体发育的关键时期。

营养需求

母乳：宝宝成长最理想的食品

根据遗留的动物化石证据和人类进化科学史来看：地球上第一种哺乳动物（胎生且食奶的动物）出现在距今大约2亿年前。在物种进化的过程中，乳汁最终具备了物种特异属性。人类由距今250万年的智人进化而来，到距今大约20万

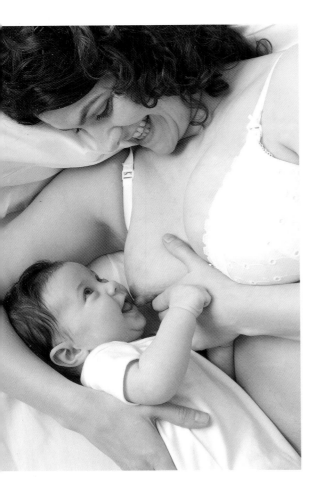

年的时候，其生理特点才和现代人相同。人类经历了很长一段时间的进化才开始给新生儿喂母乳。雌性大象、长颈鹿、大猩猩、狗、羊、猫等哺乳动物的分娩方式和分泌乳汁的行为，都与自己幼崽的需求相匹配。同理，进化后的现代人类提供给新生儿的母乳，正是为了符合他们成长发育的需求。

一个很好的例子就是人类母乳的含铁量要比牛奶的含铁量低一些。宝宝生来就有他自己的铁贮备量，这些铁元素在妈妈怀孕的时候就已经储备好。所以，宝宝实际上所需的铁元素量比小牛犊要少。母乳里的铁元素具有独特的生物相容性，简言之，就是容易被宝宝吸收利用。这是因为母乳里含有比例相对较高的维生素C、乳糖，与其他营养成分一起，能起到促进铁的吸收的作用。

另外，母乳中的蛋白质主要由乳清蛋白组成，在宝宝的胃里形成松软的凝乳，这将促进宝宝更迅速更轻松地消化。而牛奶主要由酪蛋白构成，它会形成较硬的、不易消化的凝乳。从喂奶的次数来看，次数多而量少，会促进消化吸收，这正好符合了宝宝胃容量小且需要持续亲密呵护的实际情况。因此，不论是对于宝宝的心理发育，还是身体的成长，母乳都提供了重要的基础保障。与母乳相比，多数婴儿配方奶粉的成分主要以牛奶为主，但是某些

配方奶粉经过加工处理后，蛋白质以乳清蛋白为主，并减少了含铁量。

为了满足宝宝的营养需求，母乳不论从质量上，还是分泌量上，都随着宝宝的成长一起发生变化。例如，在新生儿需要第一次排出肠道里的胎便时，初乳起到了通便的作用，帮助宝宝排便。初乳也含有丰富的抗体蛋白质，这能够确保从妈妈子宫里刚出来的宝宝，在进入一个新环境时，免受病原体的侵害。宝宝出生后3~4天，妈妈就会分泌出成熟的母乳，里面含有能量丰富的脂肪。正是这些易吸收的脂肪促进了宝宝的快速成长。新生儿刚出生后体重会减轻，原因之一就是腾空了肠道，这是为以后的进食和体重增加做好准备。

在很大程度上，宝宝的需求影响了母乳的分泌。在宝宝喝完母乳之后，如果妈妈能够一直陪着宝宝，快速地回应宝宝的需求，那么妈妈将会分泌足够的奶水来喂养宝宝。如果出现特殊情况，如宝宝是早产儿、患病等，妈妈需要更加主动、有意识地喂养宝宝，通过增加喂养的次数，来促进自身的乳汁分泌。

喂养指南

也许，你曾经读过或听说过关于宝宝喂养方面的指南。世界卫生组织提出，确保宝宝健康的最佳方案应该是前6个月只用母乳喂养，之后再搭配其他食物进行喂养。这并不意味着所有的宝宝在长到6个月大时都需要母乳之外的其他食物。比起母乳，其他食物或多或少都存在健康隐患。事实上，把6个月大作为一个分水岭只是研究得到的结果。根据不同个体的情况，大多数健康的宝宝都会自然过渡到想吃其他食物的阶段，通常是在出生半年后的某个时候。更多关于断奶和引入固体辅食的话题见Part 8。

大脑的发育

人类刚出生时都非常脆弱，为了存活下来，我们在很长一段时间里必须依靠照顾者为我们提供一切帮助。

人类进化学指出：人类出生时发育"不完全"的根本原因是我们要靠两条腿走路。直立行走使我们的双手得以释放，用于制造工具，从而提高了生存技能。长此以往，人类进化出了更发达的大脑，从而成为更有智慧的物种。

但同时，人类由于直立行走，女性骨盆和产道相应缩紧，这导致容纳胎儿的空间变得狭小，于是宝宝在子宫里也就待不了多长时间。这就意味着宝宝等不到大脑

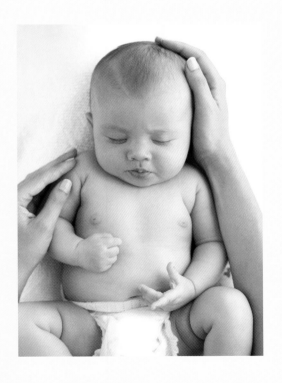

发育到足够成熟时，就得从妈妈肚子里出来；出生时，宝宝的大脑只能达到正常成人大脑1/4的大小，当然这并不是什么坏事。事实上，每个宝宝的大脑在出生后还在继续发育成长，这也让宝宝的大脑有更多的时间来适应外界的环境。

在我们出生以后，大脑会逐渐发育成熟。大脑的发育使我们能够进行判断思考、表达爱意，以及学会做人；还使我们能够记忆，并且体会到什么是悲伤或快乐。大脑最终的成熟，使我们能够站在别人的角度进行思考，这也是产生同理心和道德（不道德）标准的根源。在人类出生之后，尽管我们的大脑拥有数以十亿计的脑细胞（神经元），但它们只具备潜在的功能。只有当这些脑细胞与其他神经元建立联系形成通路之后，才能控制人的行为和思想，而如果它们没有被利用，就会衰退。这一过程就叫作细胞衰亡。

神经通路的建立是一种"使用或损失"的运转机制，根据这一特性，以玛戈•桑德兰为首的治疗专家和研究人员把这一过程叫作"大脑的重塑"，而这种塑造正是父母接下来要做的事情。父母通过反复多次地与宝宝互动，能够促进这些通路的形成。通过对大脑神经元的刺激，它们之间的连接通道被打开并互相连接，于是，复杂而重要的神经通路最终得以形成。实际上，这些重要的神经连接，取决

皮质醇

皮质醇也可称为压力激素（应激激素），是当人们感到沮丧和不安时释放出来的物质。当宝宝处于舒适安全的状态时，皮质醇的释放水平就会下降。如果皮质醇水平居高不下，宝宝对生活环境的多变也将难以适应。有时候，宝宝为了保护自己，体内的皮质醇会减少。但这样宝宝会变得消极，对社交情感的反应也变得迟钝，他也就体会不到生活的快乐。

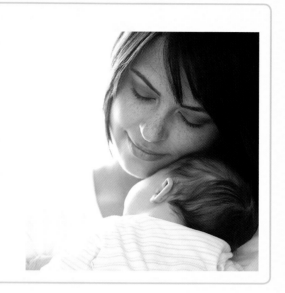

于大脑的认知经历。如果大脑没有经历必要的认知过程，就不会有连接建立，大脑就会萎缩，并且造成其功能的永久退化。

宝宝体内的生物化学产物，同样也能够帮助大脑正常发育。当两个人友好温柔地互相触摸对方的时候，体内都会产生催产素——有时被称作爱情激素。当被触摸的一方是个小婴儿，他体内的催产素的反复产生，将会促进神经细胞之间更加活跃的联系，大脑中的神经通路也会处于较积极活跃的状态。另一方面，如果宝宝感到害怕或者压抑，他的身体就会在没有任何预警的情况下，充斥着压力激素，即皮质醇。这种物质是不易被身体处理掉的，大脑中的神经系统就会处于应激的状态，启动身体无法关闭的"警报"。接下来发生的事以及相关的刺激会让宝宝感觉害怕

并觉得被遗弃，从而产生过激反应。也就是说，宝宝只有在细心的呵护下、家人的及时回应下、能够被人抱起来亲密依偎在一起、不舒服的表现能够引起家人足够注意和警觉，这样他们的社会脑才会正常发育。（社会脑是指：人类在和他人及团体打交道时，所表现出的各种社会行为和反应，包括情绪、表情、姿态、言语等各种表达方式。）

大脑的健康发育离不开特殊的营养成分，而这种营养成分就蕴藏在母乳里。而且，当母乳喂养顺利时，母子都会产生亲密感，这也会积极地促进宝宝大脑中的神经通路建立连接。如果你是用奶瓶喂养宝宝——不论是配方奶粉还是挤出的母乳，你也同样需要制造温暖亲密的喂养氛围。

情感需求

关于情感需求的研究，在20世纪60年代至70年代开始起步发展，其实它的前身是已做过充分研究的"依恋理论"（"依恋理论"是有关心理学概念"依恋"的一种或一组理论）。它是人类之间关系的有力证据，也是可实践的科学理论。

对于婴儿来说，他们最初的依恋对象是他们的主要照顾者。依恋是宝宝最基本的需求表现，包括寻求爱、关注和亲密接触。为了让这些需求得到满足，宝宝会形成一个重要的"内部工作模式"，即一种建立未来关系的模板。理论学家接着发现了不同类型的依恋，例如，安全型、逃避型、焦虑型、混乱型、抵抗型等，这些类型的依恋还在进一步发展，人们已经运用其原理，来探索或解决其他生长阶段遇到的母婴关系问题。

在过去的20多年里，由于对神经学的研究取得了技术性进展，依恋理论也得到了有力的支持与拓展。现在，精密的影像扫描技术使人们可以看见情绪和感觉对大脑的影响。

与此同时，科学已经证明了情感的生物化学反应是怎样在我们的活动中实现

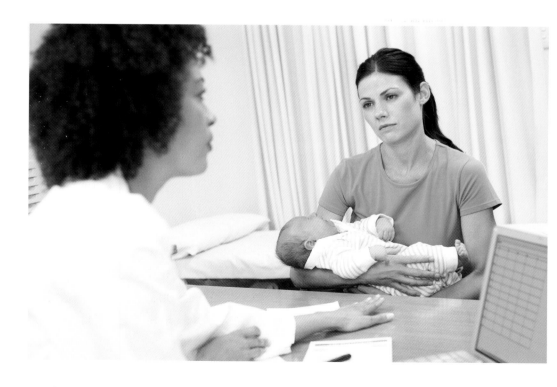

的。举个例子，现在我们都知道：压力激发体内化学物质的释放，并且反过来影响我们的大脑和身体；当我们相互接触并表达爱意时，爱情激素就会起作用。

"结合"这一术语在20世纪70年代第一次被使用，尽管有时我们用它代替"依恋"这个词，但"结合"更多地强调妈妈照顾宝宝，而"依恋"主要强调宝宝依赖妈妈。研究事实表明，"结合"是在产后的关键期实现的，要是在此期间还没有产生结合，那在某种程度上说，就已经迟了。现在我们更加确信：刚出生的这段时间是相当珍贵的，它是宝宝和父母情感交流的亲密期。在这段时期内，不论白天或黑夜，妈妈都应该时刻陪伴在宝宝的身边，除非医疗上的需要，你不得不和宝宝分开。而且，依恋和结合的产生都需要一个过程，不是一蹴而就，而是始于宝宝出生（甚至更早），但是又不完全决定于这一时期。

我们要清楚地意识到，人们感情上的交流、思维的建立、对社会的认知、健康身心的保持、责任的承担，以及育儿教育都是从婴儿期开始的。这些方面的发展最初都始于母乳喂养，喂配方奶粉在一定程度上也能产生与母乳喂养一样的情感环境，我将会在之后的PART4中讲到这些内容。

影响依恋的因素

有许多新妈妈（以及一些爸爸）在迎接宝宝出生的前后，会经历某种形式的精神苦闷或痛苦情绪，这种状态会影响他们与宝宝之间的交流，以及宝宝对父母的依恋。

有时人们把这种情况和产后抑郁症联系在一起，或称之为围产期抑郁症（围产期是指产前、产时和产后的一段时间）。但是，"抑郁症"这个词未免有点儿以偏概全。产前或产后精神性疾病分为几种不同的类型，妈妈或许因为紧张，或许因为有压力，也可能因为得了创伤后应激障碍(PTSD,

依恋的重要性

宝宝对妈妈的依恋是毋庸置疑的，虽然现在我们还不全然了解依恋中有哪些类型会对宝宝的成长和未来造成影响，以及如何产生影响和结果的；依恋产生的影响也不能被类似厘米或千克之类的测量单位准确表示出来。但是，我们知道依恋是每个人成长，以及最后成为什么样的人的关键影响因素。

除了重视宝宝的身体发育，依恋是幼儿时期最值得家长重视的一个部分，当我们自己还是幼婴的时候，都经历过这段依恋期，要知道孩子也能够影响我们成为哪种类型的父母。

指人在遭遇或对抗重大创伤和压力后，其心理状态失调的病症）。在极少数情况下（千分之一二的比例）怀孕以及分娩会出现产褥期精神病（见下页）——母亲脱离现实的错乱行为，出现精神错乱以及幻觉和妄想、抑郁和狂躁交替的症状。此外，其他类型的精神病症，如躁郁症、精神分裂症，也可能发生在产后。

产后抑郁情绪

在生育后的头几天里，妈妈很容易伤心流泪、心情低落，这样的状态最多持续几天。这种产后抑郁情绪的发生可能与迎接宝宝降生时的兴奋情绪冷却降温有关；另外，失眠和激素的迅速变化也是影响心情的因素。如果感到抑郁，你并不需要接受真正的治疗，家人无微不至的关心与鼓励才是你最需要的帮助。

防止抑郁的方法
- 少做家务，放下不需要立刻做的家务，让家里的其他人帮助你完成。
- 什么时候想睡了就休息一会儿。
- 学习一些放松技巧，例如冥想。
- 多出去走走，活动一下身体。
- 加入新手妈妈的互助团。
- 花一些时间做令自己开心的事。
- 善待自己，不要强迫自己去做让自己心烦或是倍感压力的事情。

生育后，妈妈要尽量每天和宝宝在一起，一旦宝宝发出吃奶的信号，你就要立即回应。生育后的第一周，对于许多年轻妈妈来说还无法适应，总是担心自己做的不正确、宝宝没吃够，以及自己不是称职的妈妈之类的问题。你的医生或护士应该告诉你怎样做才算正确，要是有不对的地方，他们会帮助你及时纠正。

产后抑郁症

产后抑郁症通常表现为情绪低落，持续时间之长，影响之持久，都比忧郁情绪要严重。

研究表明10%～15%的年轻妈妈会出现产后抑郁情绪，表现为间歇性的持续数周或数月的心情抑郁。抑郁情绪在怀孕时就会发生，还有其他情绪障碍，如焦躁，都是引起产后抑郁症的重要因素。

持续性或间歇性的消极情绪整天影响着母亲，从一天的开始到一天的结束，妈妈总是心情低落、孤独无助，甚至是疲乏无力。一些研究人员认为把妈妈们分为抑郁型和非抑郁型，是一种有误导性的一刀切的分法。人们建议用"烦躁情绪"一词来概括心情低落，而不要随便用"抑郁症"这个临床诊断学上的术语。

"产后抑郁症"是用来描述生育后持续性的、严重的消极情绪体验，甚至从怀孕的时候就开始出现，但那时不被认为是抑郁，只是一般的紧张不安、困扰或压抑。

如果你感到严重的困乏，但难以入睡，感到伤心流泪，或强烈的害怕，甚至

产褥期精神病

产褥期精神病是一种严重的精神疾病，通常发生在生育后第一周左右。起初的症状是患者总感到哪都不对劲——患有产褥期精神病的妈妈会产生幻觉，时而发生极端情绪化，甚至不论白天还是夜晚，都表现得情绪亢奋。出现上述状况，你就需要去医院接受治疗了。

担心，你就需要考虑自己是否得了产后抑郁症。如果你确定得了，就要立即寻求帮助，不仅是为了自己，也是为了宝宝。

妈妈长时间的精神抑郁会对宝宝以后的社交、学习，以及行为方式造成不可避免的、长期的不良影响。并且，抑郁的妈妈对宝宝无法做到精心呵护，在这种情况下，很容易出现依恋障碍。近几年来，男性出现产后抑郁的现象也普遍存在。近期有一项研究，在8000多位英国父亲里，宝宝出生8周后，1/25的爸爸会得产后抑郁症，而妈妈的比例则是1/10。如果母亲患有抑郁症，那么，父亲患上抑郁症的危险性很高，当然也存在只有一方患抑郁症的情况。然而，患抑郁症的男性比女性会更少去寻求帮助。如果一个家庭里有患抑郁症的爸爸，他会对家庭关系产生严重的消极影响。研究证实，对于有男宝宝的家庭，爸爸的行为会让男孩从小就受到不良情绪的影响。

寻求帮助

如果你怀疑自己（或者另一半）可能得了产后抑郁症，那么请如实告诉你的医生、助产士或者是健康咨询师。你将会得到一份调查表，用来评估你是否需要做进一步的检测或产后抑郁治疗。

药物治疗，如抗抑郁剂——有些抗抑郁剂也适合母乳喂养期的妈妈使用。有些妈妈经过心理咨询治疗或精神疗法，并配合抗抑郁剂而恢复健康。在病情较轻的情况下，朋友的帮助与鼓励也能很好地起到治疗作用。

在一些地区，如果你觉得你的抑郁会对宝宝产生影响，你可以去当地专门为宝宝设置的精神健康服务中心，寻求及时的帮助。

其他影响依恋情感发展的因素

我们可以肯定的是，大多数人自出生以后是和母亲相依相伴的。宝宝的大脑和身体的成长发育就在这样的环境下进行——对于宝宝来说，他的环境就是妈妈，能满足他生理和心理的基本需求。而出生在21世纪的宝宝肯定没有意识到自己有多幸福：妈妈的精心呵护，睡在舒适的婴儿床或婴儿车上，按时得到喂养，父母及时回应。

亲密无间的陪伴能够促进依恋的建

立，而任何使宝宝和妈妈分开的事情都会对依恋造成负面影响。例如，因为宝宝需要特殊护理数日，你不得不和刚出生的宝宝分开。这种情况下，妈妈最好尽早、尽可能地增加与宝宝在一起的时间。

此外，不论是从医护人员或家人得知，还是从书上看到，当你喂养宝宝时，可以根据自己的实际情况，调整喂养方式，让自己和宝宝都感觉舒适自然。

如果你不能提供母乳或宝宝自己不会吃奶，或出于一些原因你无法亲自喂养，你可以在宝宝抱着奶瓶的时候，有意地与宝宝亲密接触，让自己成为宝宝的主要喂养者。

循序渐进地与宝宝亲密接触是改善依恋障碍的好办法。对于爸爸，甚至其他亲

人，也可用此方法培养与宝宝之间的依恋情感。刚开始时，宝宝最多能与一到两个人发展依恋关系——这种早期的亲密关系能使宝宝在长大后，充满自信并且相信别人。

如果爸爸从宝宝出生就成为主要照顾者，他也会和宝宝产生强烈的依恋，并且形成他们特有的亲密关系。尽管这种关系不同于宝宝和妈妈之间的，但一样能起到呵护宝宝的作用

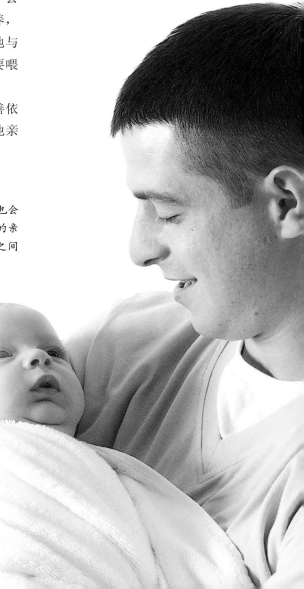

第一年的里程碑

宝宝发育"里程碑"的到来通常可根据年龄进行预测，因为它通常有一定的规律。运动技能发育的里程碑分为两类："大动作"和"精细动作"。"大动作"包括宝宝能移动、坐下、围着家具爬动或走动之类的行为。这种技能使宝宝能通过更大的范围和不同的角度了解周围的世界。"精细动作"技能是指宝宝用自己的胳膊、手、指头去触碰、抓取和探索，进一步拓展他的学习和理解能力。同样，宝宝也有智力、感觉、交流和情感发展的里程碑，并与宝宝的身体发育和能力增长有着密不可分的联系。

每一个领域的发展都影响着其他领域。宝宝会挥动小手想玩拨浪鼓，拿起皮球，触摸你的脸和头发；他之所以想做这些事情，是因为他有抑制不住的情感渴望，这种渴望驱动着他的肢体做出这些动作。这也说明了他的情感与身体发育能逐渐统一起来。

宝宝到12个月时，很可能已经具有后面提到的社交能力，甚至还不止这些。接下来的两页是概述宝宝的社交、情感、认知（学习和理解）能力发展的里程碑，以及这些能力与喂养的关系。

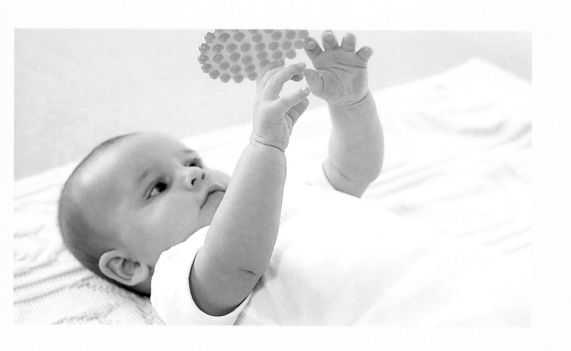

第1个月

宝宝用眼睛交流，更喜欢看熟人的脸。他用面部表情来表达自己，转动小脑袋来识别熟悉的声音。当他安静的时候，如吃完奶后，或吃奶期间小憩时，宝宝喜欢盯着你的脸看，或许还会模仿你的表情。宝宝想吃奶时的表现，如挥动小手、出现面部表情、发出声音，如果得不到回应，很有可能升级为哭闹。

第2个月

宝宝会用笑容来回应你，与你交流，表达开心。他高兴时发出的或长或短的嘟哝声是他的语言，你可以借此和他进行"对话"。宝宝有时停止吮吸和吞咽，有可能是想寻找你的脸，想要与你"对话"。

第3个月

宝宝高兴时，会咯咯地大笑。当宝宝听见你的声音他会不由自主地笑。当他知道你准备给他吃奶时，他会表现出兴奋和想与你交流的热诚。

第4个月

运动的物体会引起宝宝的注意，他会试图伸手去够那些他喜欢的事物。宝宝行为和表情的展现，表明他能清晰辨别靠近他的人或物是否是他喜欢的。如果宝宝用奶瓶进食，他会表现出不喜欢陌生人给他喂奶。不论是吃着母乳还是抱着奶瓶，当宝宝被其他人说话的声音或进屋的声响分散注意力，他就会停止喝奶，探着小脑袋观察究竟发生了什么。

第5个月

这时的宝宝开始喜欢玩躲猫猫的游戏了，他也喜欢看镜子里的自己（尽管宝宝还不理解镜子里的宝宝是自己）。宝宝能够抓住物体去感受其质地。在他喝奶时，他开始

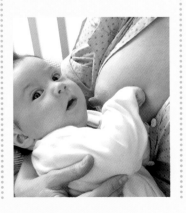

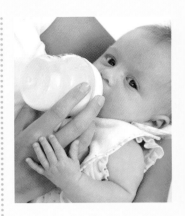

喜欢触碰着你的手或直接握着，或是玩你的衣服，拍打着你。要是你戴着项链，请务必注意戴牢靠些。

第6个月

宝宝能够通过表情和声音，准确地表达自己的情绪——高兴还是沮丧，期待还是害怕。要是在喂奶的时候宝宝不想吃，他会用小手推开奶瓶，或推开你来表达自己的想法。

第7个月

这时的宝宝知道掉在地上的东西还是存在的，他的眼神会跟随着物体下降而找到物体。这算是一次很大的飞跃——宝宝能够理解这个世界是可以被看见、听见和感觉到的。宝宝开始了咿呀学语，能够发出简单的音

节（如爸爸、妈妈）。他也懂得了喝奶要解开妈妈的衣服，因此他会拍打你，抓住你的衣服，表达自己喝奶的愿望。如果宝宝平时在用杯子，即使他看不见杯子里面，他也知道杯子里会装有液体。

第8个月

宝宝能够对将要发生的事情做出反应。所以，钥匙开门的声音可能代表"爸爸回来了"；坐上高

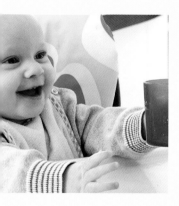

脚凳或是系上小围兜，宝宝知道"吃饭"的时间到了，他将会表现出期盼和高兴的样子。

第9个月

宝宝会表现出分离焦虑，强烈抗议妈妈离开房间。妈妈不走的话，又会重新变得安静。当妈妈拿走宝宝手中的玩具，他会变得烦躁不安；宝宝如果需要你的拥抱，他会伸出两只小胳膊；当他想喝东西时，他也会递给你空杯子或是空奶瓶。如果哺乳的妈妈离开家一段时间，当妈妈再次回来时，宝宝会很高兴地表示欢迎，因为他想通过吃奶再次和你建立亲密关系。

第10个月

宝宝开始能听懂"不"的含义，甚至学会用摇头表示"不"，不过他也许会点头。这时的宝宝喜欢和你一起"读"书，他知道要是你翻动书页的话，新的故事将会发生。如果宝宝拒绝喝奶，他可能会在推开奶瓶（或妈妈）的同时摇着头，要是遇到不喜欢的食物，他也会这样做。

第11个月

宝宝能学会"过家家"游戏，他会给洋娃娃梳头，抱抱或亲亲泰迪熊。他明白在浴室里玩"喝杯茶"不会是真正的喝茶，并且他会在玩耍时笑出来。

第12个月

宝宝开始会运用食指或手引导别人去注意他所感兴趣的物体。这是一种非常有效的交流方式，宝宝通过此方式与你分享自己的经历，同时满足自己的需要。比如在超市，他会指着熟悉的事物，似乎想说："你看，妈妈，这是我在家里吃的那个。"

注意：以上只是宝宝发育阶段的一般规律，宝宝技能的发展速度是不一致的：有些宝宝能够很快掌握所有技能，有些宝宝运动技能进步得很快，而社会交流或智力发展则相对慢一些。

PART 2

当今的母乳喂养

Breastfeeding today

综观全世界，母乳喂养的比例在过去的100多年里已有明显下降。到20世纪下半叶，下降的速度进一步加快。造成这种下降的原因包括市场上婴儿配方奶粉的增加，以及社会的各种变化。在现代西方社会，更加私密的生活方式使母乳喂养更不易被人们观察到。这就告诉我们，母乳喂养的技巧和知识应该被重新重视，不能只根据民间经验代代相传，也不能只是简单地模仿。

　　影响母乳喂养的现代生活方式将是本章的重点内容，最新的研究成果也将使你对母乳喂养有更深入的认识。

简短回顾

人类出现于约20万年前，从那时起，大多数婴幼儿都是用母乳喂养的。《母乳喂养的政治》一书的作者帕默·加布里埃尔（Palmer Gabrielle）阐述道："在地球上生活的绝大多数人都是喝母乳长大的。"

人类学家通过研究工业化以前的社会得出结论，母乳喂养最好从婴儿时期持续到童年中期。凯瑟琳·戴勒博士（Dr Katherine Dettwyler）（美国特拉华州大学人类学家）通过计算生理时间得出，断奶应在2岁半到7岁之间。这个时间的得出是根据哺乳类动物的特性，包括灵长类动物、哺乳动物断奶时的体重、恒牙萌出和其他影响因素。在她观测的地方——非洲马里，所有孩子的母乳喂养时间没有确切的规律，只是根据孩子自身的需求而提供。

然而，母乳喂养也受到社会活动的影响。事实上，随着社会的发展，一些母亲停止母乳喂养，实属无奈。并不是所有文化都重视母乳喂养；甚至在有些地方，婴幼儿的需求很少被重视。

奶妈喂养——生母之外的妇女用母乳喂养宝宝——在不同文化和社会背景下都曾经很盛行。奶妈一般是社会地位比较低的人，仆人或奴隶。古代罗马的贵族常把奴隶用来当奶妈。根据历史记录，直到19世纪末，上层社会仍在使用奶妈。出生于1874年的温斯顿·丘吉尔，与19世纪四五十年代维多利亚女王的9个孩子一样，都是被奶妈喂养大的。维多利亚女王认为母乳喂养是一件很可怕的事情。可想而知，当她知道她的两个女儿，爱丽丝和维琪选择母乳喂养自己的孩子们后，是多么的震惊和鄙视。

18世纪到19世纪，一些国家（包括英国）的"托儿所"接受所有阶层的孩子。有些刚出生的婴儿就被送去进行短期的看护，直到孩子蹒跚学步才返回家中（托儿所也有一些丑闻，如幼儿由于没得到细心的照顾而死亡）。

众所周知，未经母乳喂养的孩子生病甚至死亡的概率会更高。母乳喂养能防止母亲在喂养期怀孕，维护母亲的健康。例如在17世纪的英国，上流社会有很多不亲自参与母乳喂养的妇女经常连续怀孕，有些还会诱发危及生命的妇科疾病或难产，容易造成流产、死胎和婴儿夭折。

相对而言，贫穷（至少算不上富裕）的母亲用母乳喂养孩子。这些母亲的怀孕和生育也相对顺利。

在欧洲，在19世纪工业革命的影响下，女性开始进入工厂工作。不像农民和从事家庭手工业的妇女，女工没有时间照顾孩子，也无法在工作时喂养孩子，所以孩子很早就得断奶，或者按照

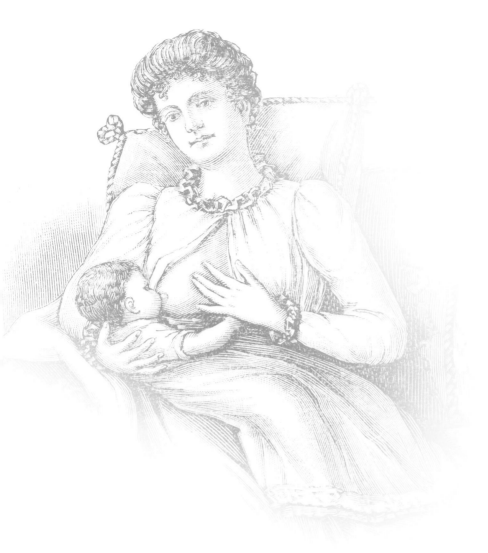

母亲的工作日程进行喂养。

在过去的100多年里，对于婴幼儿的健康、妇女的健康与幸福（身体、精神、经济、社会、物质上）的观念都有了很大改变。至少在西方，人们对此足够重视。同时，随着工业和经济的飞速发展，大量替代母乳喂养的产品（奶瓶、奶嘴、配方奶粉、婴儿食品）提供了相对安全易行的喂养方式。

商业发展促进母乳喂养替代物的生产，这就使得喂养方式不再单一。而

且，在近30多年里，母乳喂养越来越具有科学性，人们也渐渐知道母乳喂养有着更大的健康效益。

绝大多数宝宝在医院出生，而多年形成的不科学的管理制度阻碍了母乳喂养的发展，如禁止夜间喂养、喂养间隔必须大于4小时一次等。联合国儿童基金会一直致力于改善这些不良的喂养制度。目前，产科病房在不断进行改善，更加有利于母乳喂养。

母乳喂养的研究进展

很多关于医疗和社会的研究都着眼于婴儿喂养这个问题。这些研究试图发现不同的喂养方式如何影响营养状况、成长发育、身心健康、人际关系、生存本领、疾病的发生、在校表现和行为举止等方面。为找到答案，研究人员采取了多种办法，如查找有关喂养的文字记录，请教职业的护理人员，甚至对婴儿的成长进行跟踪观察。

在他们所进行的这些调查中，获取信息的方式或抽取的婴儿数量都不完全相同，甚至有的研究都没有得出一个可靠的结论。因此，我们怀疑这些调研结论是否真能作为育婴科普知识向大众推广。

母乳喂养与婴儿智力发展的研究就是这样一个例子。一些研究显示配方奶粉喂养和母乳喂养的婴儿在智力发展水平上没有显著的差异；而另一些研究对不同喂养方式的婴儿进行了智商测试，结论是不同的喂养方式下，智商测试得分也存在差异。因为，控制干扰因素和对婴幼儿进行智力评估其实是很难实现的。所以，在某种程度上来说，出现这些互相矛盾的研究结果实属正常。

但是，最新研究发现，90%的婴儿体内拥有一种基因，这种基因能帮助宝宝分解和吸收母乳中有利于脑部发育的脂肪酸，进而促进婴儿的智力发育。同时，没有一项有关母乳喂养和奶粉喂养的对比研究表明，配方奶粉喂养的宝宝会更聪明。这一有利的证据支持了母乳喂养。

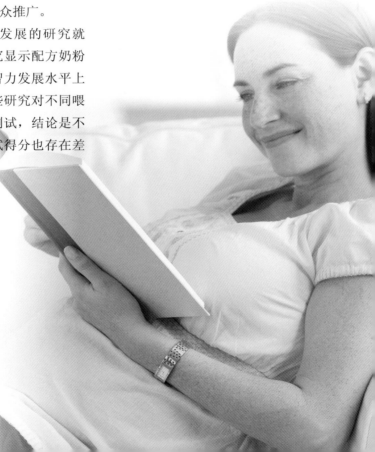

初步了解一下科学研究是怎样进行的

以较为经典的研究——喂养方式与孩子肥胖的关系为例，解释一下科研的思路是怎样的。首先，人们常说食用配方奶粉的婴儿变胖的可能性要高于母乳喂养的婴儿。为了证明这个论断，我们需通过一项简单的研究分析——调查同一年龄段的肥胖儿童，对比其中母乳喂养和配方奶粉喂养的人数。这个研究表明：采用配方奶粉喂养的婴儿所占比例很大，由此证明喂养方式与肥胖确实有着紧密的联系。也可以采用"追踪调查"的手段：选定一组测试对象，并追踪调查，比如在6岁的时候，有哪些孩子开始变胖。这样研究得出了同样的结论：采用配方奶粉喂养的儿童中肥胖者的比例依旧大于母乳喂养的儿童。

然而，以上两个研究结果仍然不能得出配方奶粉会导致肥胖的结论。因为，有可能是这些肥胖儿童的家庭生活方式致使他们发胖，而这样的家庭倾向于选择配方奶粉喂养而不是母乳喂养。所以说，对儿童肥胖的研究所揭示的其实是不同家庭对儿童肥胖的影响，而不是喂养方式。那些喂养配方奶粉的婴儿被认为更易发胖，不是由于配方奶粉，而是因为他们生活在一个更容易导致发胖的家庭。

在德国，一项不同于以往的研究对将近1万个孩子进行了跟踪观察，旨在找到不同的喂养方式和肥胖之间的关系。为了保证仅仅在喂养方式上进行对比研究，而排除家庭因素的影响，研究人员控制了干扰因素（指那些多变并且会影响或扰乱研究结果的因素）。最终的研究结果表明，吃配方奶粉的婴儿到了上学的年龄确实更易于肥胖，甚至是超重。但是，配方奶粉只是肥胖的众多影响因素之一。

研究发现母乳喂养是能够避免肥胖或超重的因素。研究人员发现了一种"剂量效应"，摄入的母乳越多，发生肥胖的可能就越低。

英国的千禧年研究，选取了19000名出生于2000年左右的婴儿，除了对婴儿喂养方式的调查，研究人员还单独跟踪了在医院治疗腹泻、呼吸道感染的8个月大的婴儿。结果显示，采用配方奶粉喂养会增加婴儿生病住院的可能性。

喂养配方奶粉带来的影响持续存在，甚至会影响婴儿以后的社会和情感发展——从上述研究结果中，我们可以很清楚地看到，喂养方式的不同，的确会影响宝宝的身体状况。

母乳不仅仅是食物

母乳并非只是各种营养成分的简单组合。当对各种成分进行分析测量时，研究人员发现母乳中的各种成分十分和谐地组合在一起。一些母亲的乳汁可能比较少，无法养育一个婴儿，但是母亲可以通过调整心情、与宝宝亲密相处来调节乳汁的分泌量，同时增加母乳喂养的经验。

母乳的成分非常适合人类婴儿的营养需要。母乳的分泌量因人而异，会随着时间的不同、宝宝年龄和胃口的不同而变化。母乳还含有抗感染的抗体。

母乳主要由水组成（大约占88%）。占比重较多的营养物质有（每100毫升）：

乳糖7.0克

脂肪4.2克

蛋白质1.3克

每100毫升母乳中含有70千卡的热量，以及其他矿物质成分，如钠、铁、微量元素，还含有维生素。这些成分对宝宝的生长发育至关重要，而且易于通过肠胃被宝宝消化吸收，是专属于人类的营养物质。其他哺乳动物的奶水虽然含有类似的基本成分，但还是有别于人类母乳。

母乳能提高宝宝的抗病能力

人们生活的世界存在着各种隐藏的病原菌，宝宝在逐步建立自己的免疫力的过程中需要得到保护。母乳拥有提高宝宝免疫力的作用，能够通过抵抗感染，减小过敏的风险，帮助宝宝保持健康的身体。

母乳中所含的抗体蛋白质叫作免疫球蛋白：抗体在免疫系统内作用于致病微生物，包括细菌、病毒等。特殊类型的白血细胞——吞噬细胞和淋巴细胞——能通过清除或破坏病毒寄宿场所（即受到感染的细胞），清除入侵者，帮助宝宝抵御疾病。

当一个病原体通过宝宝的皮肤或嘴进入宝宝体内，他的体内会有特异性抗体去与之抗争。母亲的抗体会通过血液和奶水传递到宝宝体内。这些抗体拥有生物化学性质的"盾牌"，能够防止被宝宝肠胃的消化功能所破坏。

母乳中还含有其他保护因子如乳酸杆菌，也叫有益细菌，有助于肠胃健康；低聚糖是一种能够防止过敏的糖。

喂养过程的重要性

母乳喂养和母乳的产生都是动态的，也就是说这个过程需要妈妈和宝宝的相互配合。当妈妈能够舒适地、细心地喂养宝宝，母乳喂养才能最大限度地满足宝宝的需要，并保持母子间亲密的关系。如果母乳喂养进行得很顺利，妈妈与宝宝之间的亲密感就会加强，从而让母子之间幸福健康地相处。

母乳中的营养物质——以长链不饱和脂肪酸为主——能帮助宝宝大脑发育，提升其对所处环境的应变能力。这里的环境指宝宝与周围亲人的适应关系。

应该说母乳喂养是使妈妈和宝宝都感到快乐的事。喂养宝宝时，妈妈一定要依据他的胃口和实际需求，当他快要吃饱的时候，应该慢慢地减少他的摄入量，这样他就能学会按需摄入。在喂养过程中，妈妈要抱住宝宝，彼此之间的肌肤之亲，能够激发宝宝的触觉、嗅觉以及视觉上的感受，与人亲近的感受。温热的母乳会微妙地影响他的口味。因为，宝宝间接品尝到了妈妈所吃的食物的味道，从而刺激了他的味蕾。宝宝开始与主要照顾者（妈妈）

变得亲密，这将是他与未来所有人建立人际关系的基础。妈妈不用刻意地去促进宝宝这方面的发展，因为母乳喂养使这一过程易于实现，顺其自然即可。

对母乳喂养的支持

近50年来，许多组织在不同国家悄然兴起，旨在鼓励和保护母乳喂养的母亲和婴儿。这种现象的产生是由于越来越多的人意识到舒适健康的母乳喂养技巧很难由新手妈妈们自己摸索出来。越来越多的妈妈选择母乳喂养，但是她们身边的亲人往往不能给予正确而有帮助的喂养建议，甚至可能从社会上获得一些有害的建议。

20世纪50年代末，成立于美国的国际母乳协会最早发起了支持母乳喂养的运动。现如今，你可以在很多地方通过

奶瓶喂养注意事项

配方奶粉喂养与母乳喂养最明显的差别在于宝宝进食的方式不同。虽然，配方奶粉喂养时，妈妈和宝宝也能体会到亲密接触——但是，有些母亲即使经历了不太顺利的母乳喂养，当她换成配方奶粉喂养时，仍然会非常怀念母乳喂养的时光。当你用配方奶粉喂养宝宝时，也需要给宝宝母乳喂养般温暖舒适的呵护。这样有助于建立宝宝

的信心，让宝宝与你分享亲密接触的体验（见100页）。

宝宝也需要学习，当他发出想要吃奶的信号（嚅动小嘴或是变得焦躁不安）时，妈妈一定要充满关爱地满足他。如果宝宝喝的是配方奶粉，你可以用奶瓶回应他，这和母乳喂养时的做法是一样的。

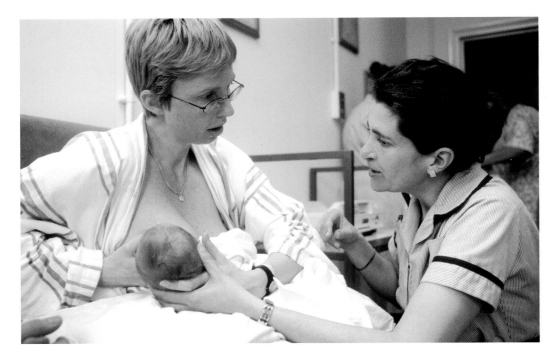

在你住院期间，医生和护士可以提供母乳喂养的各种支持和帮助。当你回到家中，母乳喂养进行得不顺利时，也可寻求你的健康顾问和母乳喂养咨询师

电话咨询国际母乳协会的专业训练辅导员，也可通过该组织结识其他母乳喂养的母亲。国际母乳协会的辅导者都是志愿者，他们提供的帮助包括技巧咨询和母乳喂养方面的知识等。许多国家也有自己的母乳喂养支持组织和网站。

在英国也有许多由妈妈组成的志愿者组织，对新手妈妈进行类似的婴儿喂养培训，并不分母乳喂养和配方奶粉喂养地一视同仁地给予支持。您也可以寻求您所在地区的母乳妈妈协会和母乳网站进行咨询和求助。

英国全国生育联合会是英国最大的育儿慈善组织，关注怀孕、生育、过早成为父母等问题，训练志愿者成为母乳喂养咨询师，开展产前母乳喂养的推广活动，支持产后新手妈妈，并建立母乳喂养的支持组织。

母乳喂养支持项目

医院和健康专家都赞成母乳喂养，但妇产医院的护理制度不总是有所帮助。对此提出挑战的便是联合国儿童基金会。该基金会致力于帮助医院改进对妈妈和宝宝的护理，并且对医院进行评估，向有资格的医院颁发该协会的特殊奖励。这项活动基于实际调查证据，保障各种生育服务没有把妈妈和宝宝分开，防止不必要的配方奶粉喂养的发生（除非是妈妈自己的选择），支持帮助以更加安全的方式用配方奶粉喂养宝宝。

世界卫生组织和联合国儿童基金会联合发起婴幼儿喂养全球战略，这给政府在这方面的立法提供了依据，也督促了公共卫生措施管理部门应该考虑和支持母乳喂养。

有些国家已经在全国和地方政府的层面上发布了关于保障婴儿喂养的政策和规划。许多医疗行业的专业人员——助产士、医师、护士、营养学家——开始有针对性地对各自组织内的成员进行专业训练。

工作与母乳喂养

在宝宝还小的时候，许多妈妈希望能够重返工作。社会保障制度对此做出了明确规定，妇女能够自由选择是否去工作。但选择工作不代表要把婴幼儿交给别人照看，更不意味着放弃母乳喂养。

如果宝宝超过6个月大，重返工作岗位就变得相对容易了。之所以要等到宝宝6个月大时再去工作，原因如下：

- 宝宝不需要完全依赖母乳给予的营养。这时候他可以吃一些固体食物。

- 在家人的帮助下，宝宝可以学会使用杯子喝水喝奶——前提是宝宝从来没用过奶瓶，或他不喜欢用奶瓶。

- 您肯定有过这样的体会，如果您错过了某次母乳喂养，您肯定会感到不舒服，严重时感到肿胀，甚至患上乳腺炎（见81页）。而且，请注意，您起初的不适，多会在几天后缓解。这意味着您的乳汁分泌也在逐渐减少，不利于6个月前只能吃母乳的宝宝。

你为宝宝选择营养品时，要依据宝宝的实际年龄，以及妈妈与宝宝分开的时间。要是宝宝已经足够大了，且可以很好地适应固体食物，那么你不在的时候，宝宝可以喝些液体，而你可以在早晨、傍晚、睡前，以及你不上班的时候给宝宝喂母乳。要是你所做的工作属于兼职，那就更好办了。上班的妈妈，母乳喂养的时间安排通常是由实际情况决定的。

上班族妈妈的母乳喂养措施

生育后越早离开宝宝开始上班，你的母乳分泌量和自身舒适度将会降低得越多，不过这个棘手的问题还是能够得到解决的。

你可能需要在上班期间挤出奶水，而宝宝也需要学会用奶瓶喝奶。不足6个月大的宝宝只要被抱着，他也能学会用杯子喝东西。你需要在工作场所寻找一个干净、安全和隐秘的地方，去挤出并冷藏储存你的奶水。更多关于挤母乳和存储奶水的内容见106页。

环境中的各种危害

如今，污染物会通过各种途径进入母亲的乳汁里。持久性的有机污染物，如二噁英、多氯联苯、农药和其他化学物质已在土壤里被发现。它们通过土壤渗入我们所吃的食物以及水源，甚至污染我们每天呼吸的空气。

这些污染物质通常聚集在人体的脂肪组织或其他地方。母亲储存脂肪是为了母乳的产出，这些污染物质又会通过母乳传递到宝宝体内。所以，我们是不是应该采取一些措施净化我们的身体和母乳，或是完全用配方奶粉代替母乳喂养呢？

其实，乳汁带给婴儿的污染与胎儿在子宫中面临的污染相差无几。而且，发育中的胎儿由于细胞迅速分裂和发育，更容易受到污染物质的伤害。

不管怎样，减少在污染环境中的暴露是正确的做法，但是真正意义上的减少环境污染，要靠人类的共同努力，这一点超出了本书的探讨范围。

有些人认为配方奶粉是更好的选择，这是毫无事实根据的。配方奶粉来自同样环境下的奶牛，用我们的饮用水调和而成，通过塑料桶运输，再由硅胶制成的奶嘴进入宝宝体内。由此看来，母乳喂养相对健康安全，这才是妈妈的最佳选择。

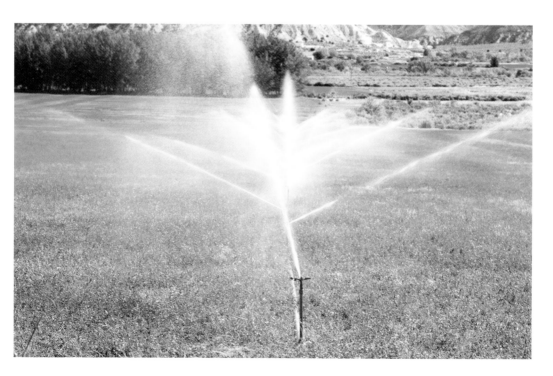

母乳喂养的误区

现在，有关母乳喂养的看法存在不少误区，甚至是谬论。下面列出了一些你可能听到过的说法。

哺乳后胸部会下垂

其实，胸部下垂与妈妈采用母乳喂养还是奶粉喂养没有任何关系。

我的母亲和母亲的姐妹都没有足够的奶水，我也一定有问题

目前没有科学研究证实乳汁的分泌量与遗传相关。影响乳汁分泌量的主要因素是宝宝是否能得到频繁有效的喂养。对于这点，我们老一代的母亲缺乏这方面的知识和技术支持。

现代的配方奶粉成分和母乳成分几乎相同

虽然20多年来，配方奶粉在不断改进，但是现代的配方奶粉和过去的奶粉在本质上没有什么不同。现代配方奶粉主要由牛奶组成，因此与人类母乳相比，总是存在差异。

哺乳妈妈需要大量进食，同时也必须喝大量的水

保持健康的饮食习惯和补充水分固然

没错，但乳汁的营养和分泌量受妈妈的饮食与饮水量的影响程度是有限的。通常来说，足以解渴的饮水量就够了，但有时妈妈在喂养孩子后会感到口渴，继而需要多喝水。

妈妈在母乳喂养期需要尽量多休息，多睡觉

母乳喂养不会比奶粉喂养更累。长时间的休息和睡觉会对妈妈的健康造成影响，对母乳喂养没有任何帮助。

母乳喂养比奶粉喂养占用的时间长

母乳喂养是比奶粉喂养的次数多，但是你可以不用买奶粉、奶瓶、消毒器、温奶器等用品，不用每次喂奶前后清洗和消毒奶瓶，不用调配奶粉，不用加热，不用冷藏保鲜……对于婴儿的夜间喂养，母乳也会更加方便快捷。

哺乳喂养会很痛苦，尤其是宝宝长牙后

哺乳喂养应该是一个让妈妈感到舒适的过程；要是出现疼痛的话，见80页的帮助信息。宝宝长牙也没有什么关系，因为宝宝吸吮的动作不会用到他的牙齿。

母乳喂养意味着除了妈妈，宝宝不需要其他人

母乳喂养是一种令妈妈感到愉悦的喂养方式，并且是妈妈与宝宝建立亲密关系的途径之一。随着宝宝的成长发育，他们渐渐需要和其他人交流。爸爸要通过其他方式与宝宝积极交流，和宝宝建立亲密关系，没必要觉得被排斥、被冷落。

宝宝哭就说明饿了，不哭就说明不饿

宝宝哭的原因有很多种，如他们想被人抱，想引起家长注意，感到无聊或疲惫，身体不舒服等。事实上，一些很小的婴儿或感到不舒服的婴儿不一定用哭来表示饥饿。所以，在喂养方面，如果宝宝发育正常，并表现出满足的样子（见82～83页），表明他的进食量是足够的。

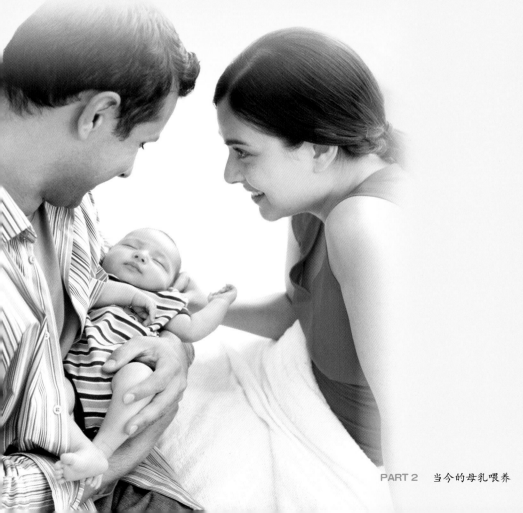

PART 3

配方奶粉喂养

Formula feeding today

人类存在至今，曾有多种多样喂养宝宝的方式。除了母乳喂养，人们使用不同的容器、喂奶方式，以及母乳之外的食物喂养宝宝（在38页将会对此做详细介绍）。今天，人们普遍接受了婴儿配方奶粉喂养这种方式。对于妈妈和宝宝来说，奶粉喂养的体验和实际操作与母乳喂养的感受完全不同。本章将会对上述问题，以及配方奶粉对妈妈和宝宝的影响做详细介绍。你将会明白：为什么尽管许多妈妈希望用母乳喂养，甚至后悔当初没有选择母乳喂养，尽管有研究证明母乳喂养与奶粉喂养对宝宝的健康有不同影响，奶粉喂养仍然成为大众普遍的选择。

配方奶粉的由来

从19世纪中期开始，西欧和北美地区就有了品牌婴儿食物，但是那些非母乳喂养的妈妈，通常选择用牛奶喂养宝宝，而不会去买特制的婴儿奶粉。

配方奶粉，即通过现代工业化生产，以牛奶为原料的婴儿食物，最初在美国是作为私人定制的母乳替代品出售的。配制奶粉的医生以高额的价格把配方奶粉卖给有需要的家长。

20世纪60年代以前，非母乳婴儿食物是由煮熟并稀释的牛奶加糖配制而成，之后英国开始商业化生产"改良"的配方奶粉。1940年，一种由政府委托生产的"国家奶粉"被作为婴儿食品，并一直沿用到20世纪70年代。

起初，配方奶粉是由全脂或半脱脂的牛奶加水调和，再加入维生素A和维生素D制造而成。从20世纪70年代起，配方奶粉才进行了改良，对奶粉中的蛋白质进行了特殊的分解，使宝宝更易吸收，还减少了奶粉中钠的含量。

为什么配方奶粉比以往受欢迎？部分原因是由于母乳喂养变得难以维持，加上母乳喂养方面的技巧和知识已经被人们淡

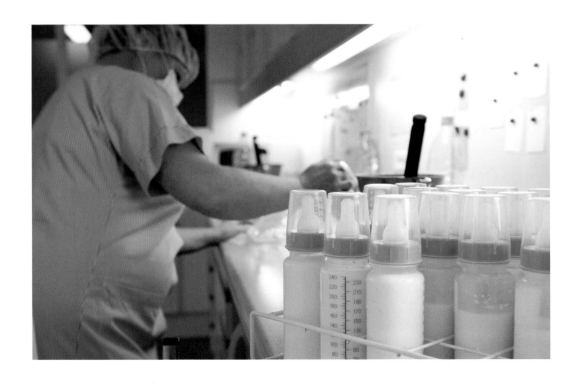

忘。从20世纪50年代起，越来越多的妈妈在医院生育宝宝，她们按照医院的惯例，和宝宝分住在不同的病房。医院要求妈妈们按照时间表喂宝宝，喂养的次数和时长都得按照医生的嘱咐，每4小时喂养一次，每次持续20分钟。这种做法没有得到科学实验的证实，仅仅是通过观察奶瓶喂养宝宝的饮食习惯而获得。当然，这非常符合注重效率与准时的现代生活。

另外，如果出现以下情况，母乳喂养就很难坚持，如母乳无法满足宝宝的需要，喂母乳后又喂配方奶粉，在医院时护士在夜间用奶瓶喂奶，医院的规定扰乱了母乳喂养的自然规律……

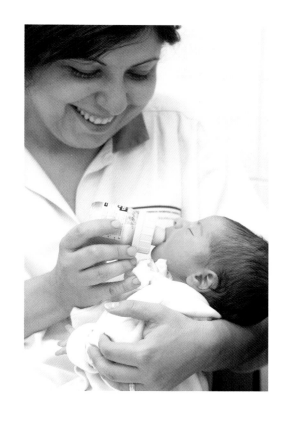

从20世纪中期开始，商业因素对医院、医生以及社会组织的影响，使全世界妈妈选择母乳喂养的机会更少了。

这是现在全球面临的窘境，也是公共健康问题。1981年，世界卫生组织制定了母乳替代品国际代码，终于把母乳喂养需要关注和保护的信息传递给从事健康护理的工作人员，以及政府和相关机构。

如今，在大多数西方国家，配方奶粉的使用非常普遍，且深入人心。但是，奶粉品牌和类型之间的区别，使妈妈感到非常困惑。尽管一些国家已经对奶粉商业广告做出限制，但消费者选购什么品牌的奶粉主要还是由市场主导。

什么是配方奶粉

婴儿配方奶粉

配方奶粉的起源可以追溯到19世纪，有一种私人定制的配方奶粉是由一位美国医生首次配制出来的（见38页）。在英国及其他160个国家，英国食品和粮农组织，以及国际《食品法典》为配方奶粉的成分制定了规范。这些国家的政府必须将国际《食品法典》作为食品的最低标准。

为了适应营养科技的发展或工艺变革，《食品法典》偶尔也会被修订。然而，《食品法典》经常受到行业和生产企业的压力。例如，奶粉制造商成功阻止了要求添加高成本营养成分法规的通过。但不管怎样，《食品法典》使全世界婴儿配方奶粉达到了一定的质量标准。

不同配方和高营养奶粉的研制常常受到市场销售的激发，一个品牌的创意和革新很快就会被其他品牌模仿并超越。所以，不同品牌奶粉的成分没有什么大的不同，当然这些奶粉都必须是质量可靠的。家长只要在挑选奶粉时仔细查看包装，选出适合你家宝宝年龄的奶粉即可。不同品牌的奶粉外包装说明没有统一的标准，很多父母在挑奶粉时都感到眼花缭乱，十分困惑。

在多数西方国家，标准婴儿配方奶粉主要是由于奶粉添加维生素、脂肪酸和其他营养成分混合而成。奶粉中蛋白质种类和比例的改进使奶粉更易于消化，钠（盐）含量也有所减少。

一些品牌的配方奶粉打出"新生儿专用"的标志进行出售，宣称这种奶粉中含有比例更高的乳清蛋白（乳清蛋白易于宝宝消化吸收）。有些品牌的奶粉标注有"易饿宝宝专用""大龄宝宝专用"等字样。这些奶粉中的蛋白质没怎么经过调整，酪蛋白含量较高，而酪蛋

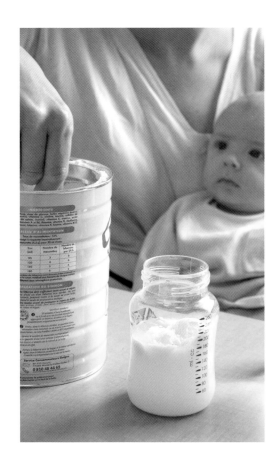

白不易被宝宝消化吸收。这就是大部分配方奶粉喂养的宝宝，其进食时间间隔可以较长的原因。但是这种奶粉却能够合法地销售给刚出生的婴儿，其所含热量与乳清蛋白含量更高的奶粉是一样的。

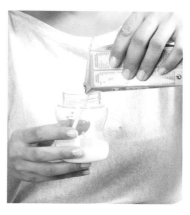

特殊类型配方奶

断奶奶粉 过了6个月大，配方奶粉喂养的宝宝就可以喝"断奶奶粉"了，这种奶粉以酪蛋白为主，含有比标准婴儿配方奶粉更高的铁含量。宝宝并不一定要喝断奶奶粉。和标准配方奶粉相比，断奶奶粉也没什么优势，如果宝宝吃得舒服开心，你就没有必要换奶粉。虽然婴儿6个月以后需要摄入更多的铁元素，但在这一时期，多数婴儿可以通过吃固体食物得到铁的补充。

液态婴儿奶 这种奶比配方奶粉稍贵一些，它可以直接从盒子里倒入奶瓶。它的优点有：不需要冲调、浓度恒定、安全卫生等，不像配方奶粉需要细心准备，并防止细菌污染（见92～93页）。目前，在英国和欧洲的《安全指南》中，就有给生病的、早产的或体弱的婴儿喂食液态婴儿奶的建议。

山羊奶配方奶粉 这种奶粉也已出现在市场上，但由于没有达到英国食品局的标准，在英国没有被普遍推广使用。但是，如果婴儿出现对以牛乳为原料的配方奶粉过敏的现象，不论医生还是儿科营养师都会推荐使用山羊奶配方奶粉。

大豆配方奶粉 由大豆压榨而成，在婴儿被诊断出对牛奶过敏时使用。但是，使用大豆配方奶粉还是有不安全的地方。大豆配方奶粉含有植物激素，如植物雌激素，可能有不良影响，尤其是对男婴的正常发育。此外，它含有相对高的铝含量，还加入了糖分，使其变得可口，而糖分是引起婴儿蛀牙的罪魁祸首。

无乳糖配方奶粉 专门为那些不能得到母乳喂养，且因为健康问题不能吃其他配方奶粉的婴儿而设计。例如得了先天性乳糖不耐受症的婴儿，这是一种罕见的病症，婴儿缺乏消化乳糖的酶。乳糖是所有奶类里都含有的糖，所以生产无乳糖的配方奶粉是有必要的。患有肠胃炎的婴儿容易得继发性乳糖不耐受症，所以也需要吃无乳糖配方奶粉协助康复。

大多数特殊类型的配方奶粉都很昂贵。在英国，通常只有在医院开的处方里出现这种奶粉。特殊类型的配方奶粉含有米粉配方和低敏配方（蛋白质已经被分解）以及由氨基酸组成的水解营养配方。

奶瓶

带奶嘴的奶瓶是人们用来喂养婴儿的简易而有效的常用用具，尽管还会用到杯子、勺子、管子，甚至是注射器——主要供早产儿、先天腭裂的婴儿使用。对于大多数婴儿，尤其是只用配方奶粉喂养的婴儿，奶瓶是最佳选择。

带奶嘴的奶瓶能给宝宝吮吸的满足和乐趣，这不同于母乳喂养的吮吸。多数婴儿享受吮吸奶瓶的过程，在某种程度上超越了简单的吃饱和解渴。

追溯到远古时代，那时的人们曾发明了当时很先进的吮吸管，通过吮吸动作让液体流动，例如古埃及、古希腊和古罗马的坟墓里就发现了人工哺乳用品。

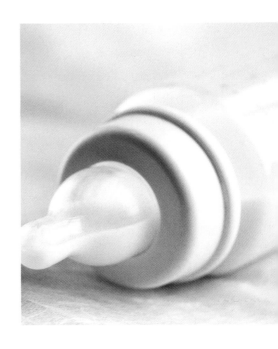

我们知道，如果不能对婴儿奶瓶进行很好的清洗消毒，残留下的奶渍会导致细菌滋生并引起婴儿感染，所以现在的奶瓶和奶嘴都很容易清洗。你需要扔掉用旧的或是有很多划痕的奶瓶，因为它们不容易清洗干净，细菌会在划痕里滋生。

现代奶瓶是由玻璃或塑料制成的，政府对于奶瓶生产原材料制定了安全规范。英国制定了法律法规禁止使用双酚A作为奶瓶生产原料。所以，尽量不要使用别人用过的旧奶瓶，因为无法确定这个奶瓶是否符合最新的安全标准。

在每次喂养之前，所有的喂养用具需要通过煮沸消毒，或使用消毒液进行消菌杀毒。电热的或微波式的蒸汽消毒器是最简便快捷的消毒工具（见94页）。值得注意的是，在一些国家（例如美国），建议把奶瓶放在高温洗碗机里消毒，但是没有研究证实上述做法能达到消毒效果。总之，最重要的是保证奶瓶和奶嘴不残留任何奶渍，干净无菌。其他卫生和安全的要求是，确保冲调奶粉的水温高于70℃。

配方奶粉喂养的情感体验

在现代的许多西方国家，配方奶粉喂养被视为很平常的事。虽然这不符合哺乳动物的生理规律，但人们已经对此"习以为常"。包括英国在内的其他欧洲国家的许多婴儿都食用过配方奶粉。有相当多的妈妈从孩子一出生，就只用配方奶粉喂养。英国的研究数据表明：有24%的婴儿从一出生就开始用配方奶粉喂养。

事实上，尽管用奶瓶喂养的宝宝随处可见，人们还是普遍认同配方奶粉没有母乳营养均衡。但也有些人认为配方奶粉和母乳没有太大的差别；而且母乳喂养会让妈妈感到"压力很大"；不同喂养方式养育的婴儿没有什么不同。

人们说"你不能从外表分辨出哪一个宝宝是用奶粉喂养的，哪一个宝宝是用母乳喂养的"。意思是，选择母乳喂养还是奶粉喂养没有区别。甚至有人说母乳喂养的小孩更容易生病……诸如此类的说法有很多，到底谁说的对呢？

人们很难想象：配方奶粉作为使用如此广泛的婴儿食品会对婴儿有害。有时我听到人们说"如果配方奶粉存在任何问题，商场是不会出售给顾客的"。当然，这样的说法很难被认同。无法吃母乳的婴儿需要配方奶粉——这是母乳替代品理所当然的存在价值。不出售配方奶粉显然不可能。

此外，当妈妈们受到身体、社会和文化因素的影响难以坚持母乳喂养的时候，配方奶粉的存在则是合理和必要的。这时，如果仍然坚持督促和鼓励她们进行母

混合喂养

混合喂养曾经是指母乳或奶粉喂养与固体辅食喂养同时进行，而现在的混合喂养是指母乳喂养的同时，补充以配方奶粉喂养。虽然，配方奶粉喂养会减少母乳的分泌量，并且不含有母乳中有生物活性的成分。然而由于种种原因，在全程母乳喂养不可能实现的情况下，例如母亲生病、奶水不够等，混合喂养可以解决问题。如何使用配方奶粉才能尽可能减少对母乳喂养的干扰，更多信息见Part 7。

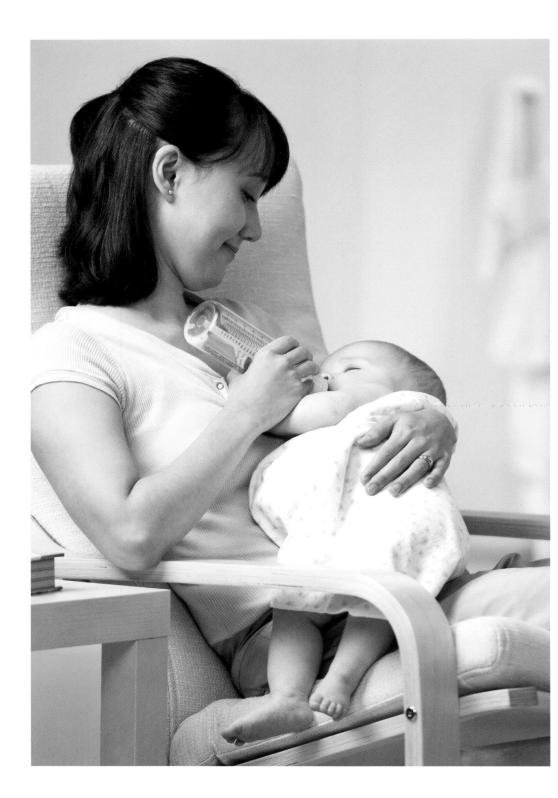

乳喂养则会让她们背负压力，渐渐变得抑郁，甚至惭愧内疚不已。所以，无法进行母乳喂养的妈妈自然会厌恶"吃奶粉的孩子没有吃母乳的孩子健康"这样的说法，这就相当于指明她没有细心呵护自己的宝宝，甚至说她不爱自己的宝宝一样，让她伤心难过。

所以，健康专家以及母子保健工作者很难将"奶粉与母乳无异"的言论扭转过来，回归科学事实。而且，谁愿意就此敏感话题来责备那些做母亲的人呢？人类有维护母亲的本性，自然不会因为喂养方式，让母亲感到内疚和后悔。

一些研究人员推测，如果以鼓励母乳喂养为目的，那么强调母乳喂养的健康作用可能是错误的做法。这些研究人员建议，最好把重点放在母子关系上来，即母乳喂养是怎样建立母子之间的亲密联系的。然而这也会带来一些负面情绪，那些用配方奶粉喂养婴儿的母亲会觉得自己和宝宝的关系不如用母乳喂养。

不论采用怎样的喂养方式，喂养婴儿都是充满情感因素的。每位母亲都知道一些喂养常识，也肯定参加过关于母乳喂养的产前课，必然知道母乳比配方奶粉更有利于宝宝。如果，她们没有采用母乳喂养或是中途停止母乳喂养时，关于母乳喂养优势的每一个字都会刺痛她们的心，好像是对她们的谴责。阅读本书98～102页，我们会认识到用配方奶粉喂养的妈妈不必觉得这样做对宝宝不好，也不必担心造成情感疏远。

要知道大多数的妈妈都会全心全意呵护着她们的宝宝。妈妈做出的选择是她们已规划好的关乎幸福的决定，所以，她们的选择不应该被指责。

配方奶粉的市场法律规范

在当今世界，母乳喂养需要保护和培养。与母乳喂养相比，婴儿食品的各种广告带给用配方奶粉的妈妈更大的压力。妈妈们愿意选择特殊配方的奶粉，更多的是受奶粉商业宣传的影响，而不是出于怎样搭配营养才对宝宝有益的考虑。

英国的妈妈们通过阅读网上邀请、宣传手册或杂志加入配方奶粉厂商组织的"宝宝俱乐部"，还能获取免费的礼物（毛绒玩具、婴儿衣服等）。还有热线电话提供喂养之外任何关于婴儿护理的建议和咨询。

还有很多母亲由于收到寄来的带有品牌标志的泰迪熊而改变喂养宝宝的方式。这些策略很好地推销了厂商的品牌以及配方奶粉喂养方式——一个穿着印有品牌标志围兜的宝宝，或是抱着印有品牌标志毛绒玩具的宝宝正是这些产品的活广告。所有生产厂商都清楚地知道，让人们对产品产生好感是一个有利的营销武器：有些妈妈会主动买那些她们曾经得到过免费礼物，或提供过热情周到电话咨询的厂商生产的奶粉。而有些妈妈可能会因为宝宝围兜上的品牌标语去买该产品，因为这

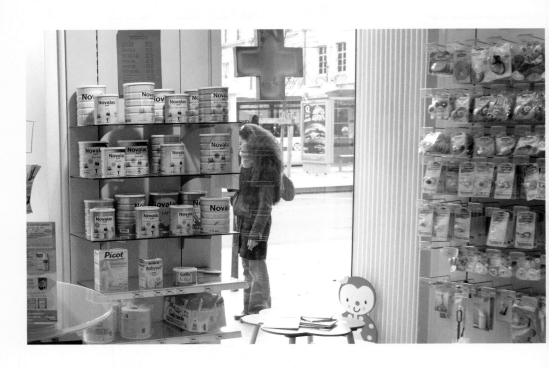

《守则》中的禁止事项和注意事项

- 禁止面向公众做宣传，包括免费试用样品赠送，优惠促销活动。
- 禁止面向健康专业人士进行没有科学事实依据的宣传。
- 禁止配方奶粉的外包装上配有过于理想化的图片（例如，图片上丰满圆润的宝宝）。
- 禁止误导性或根本错误的宣传语（包括像这样的标语：类似母乳喂养，增强宝宝的抵抗力）。

　　另外，外包装一定要清晰地标有本国语言的安全声明。

就像一个朋友给予的含蓄建议一样令人印象深刻。

　　1981年，世界卫生组织终于意识到这一问题——奶粉商家用市场手段促销自己的配方奶粉，同时妨碍了母乳喂养的推广。最终，世界卫生组织《国际母乳代用品销售守则》（以下简称《守则》）正式出台。此后，这项规范不断地得到补充和加强，使大众对其有了清晰的认识。这是面向全世界的法律规范，不论是发展中国家，还是发达国家，内容涵盖了几乎所有替代母乳的固体、液体食品，奶瓶和奶嘴。此规范不仅针对产品的质量和可用性，还规定了产品的销售方式应合乎伦理。

　　在英国，婴儿食品运动是国际婴儿食品行动联盟（IBFAN）的成员之一，属于《守则》的监督组织。

　　不是所有西方国家都实施世界卫生组织的《守则》，但是大多数国家有自己的关于配方奶粉的规定，如英国，专为6个月以下的婴儿配方奶粉制定了销售限制。一般来讲，地区性法律规定不论在涉及范围还是权威性、效力上，都比世界卫生组织的规定要小，以致违反的事例屡见不鲜。

PART 4

开始母乳喂养

Getting started
with breastfeeding

如果宝宝出生时很健康并且已经足月，他就先天具有生存本能，其中最重要的，就是要和母亲亲密地在一起，要喝奶、要寻求舒适感。万事开头难，当妈妈们还没有从分娩的阵痛中恢复过来时，宝宝的各种需求和行为又开始让她们感到不适和不知所措。但是，给母乳喂养开个好头，事关今后母乳喂养的顺利进行。

　　了解母乳喂养会使你受益匪浅，最好能和那些对母乳喂养存在误解的人，还有那些帮倒忙的人一起分享母乳喂养的知识。要能判断在最初的几天或几周内，母乳喂养是否进展顺利。要是你能及时发现问题的先兆，那么你将会更好地防患未然。

母乳喂养的生理常识

孕妈妈从怀孕时就在为泌乳做准备。

孕期

你可能察觉到自己乳房在怀孕期间的变化——有时自始至终都在变化——这是因为激素的变化逐渐使乳房具备产生和存储乳汁的能力。此外，乳头上的小点和乳晕也会变得更加明显。所谓的蒙哥马利结节，就是在乳头和乳房晕上可见的皮脂腺。这些腺体分泌皮脂，让皮肤保持湿润，并且为随后的母乳喂养做好准备。

孕期过半的时候，乳腺就会开始制造初乳：初乳里含有更多的蛋白质和较少的脂肪，初乳将会满足宝宝在最初几天里的营养需求。在怀孕期的最后几周，你可能发现乳头周围有少量溢出物，或者胸罩内部变得潮湿，或许你根本没有注意到这些变化。然而，分泌初乳是确定无疑要发生的过程。

乳房是怎样分泌乳汁的

乳汁由乳腺细胞分泌而来：小囊状结构组成的细胞从母体的血液和脂肪储存中摄取水分、乳糖、氨基酸、矿物质、维生素以及婴儿需要的其他营养成分。

首先，乳汁的分泌是由激素控制的，激素的分泌受到宝宝吮吸乳房的促进。在出生后的头几天，宝宝的吮吸（或产妇自己挤母乳）刺激细胞中催乳素受体位点的信号传输。这些位点产生催乳素，并且在你的血管中流动，这就有效地刺激乳汁的分泌。越早越频繁的母乳喂养，越能促使母体产生更多的催乳素受体，能更有效地促进乳汁的分泌。所以，这能够很好地说明为什么妈妈不应该限制宝宝吃奶。

当乳汁被宝宝吸出，乳房就会知道还需要产生多少乳汁，以及以多快的速度产生。当乳腺中充满奶水，催乳素受体受到抑制，乳汁的分泌速度也就减缓了。当乳房中的奶水被吸空，催乳素受体的功能恢复，乳汁的分泌量随之增多。

此外，母乳中含有一种结构较小的蛋白质，这种蛋白质被研究者称为"哺乳反馈抑制剂"或FIL。它作用于乳腺小叶里分泌乳汁的细胞，减缓其分泌乳汁的速度，避免乳汁过度分泌。存在越多的FIL，减缓乳汁分泌的效果也就越明显。相反，当乳房里储存的乳汁很少，FIL值也相应降低，乳汁分泌的速度就会加快。根据上述原理，乳汁分泌量主要取决于宝宝；他吃得越多，母亲分泌的奶水也就越多。如果宝宝不能有效地吸奶（大多数原因是因为宝宝生病或是早产，再者就是母乳喂养没有一个好的开始），妈妈可以通过挤母乳建立分泌乳汁的反射，自己控制乳汁分泌的"开关"。

乳房结构图

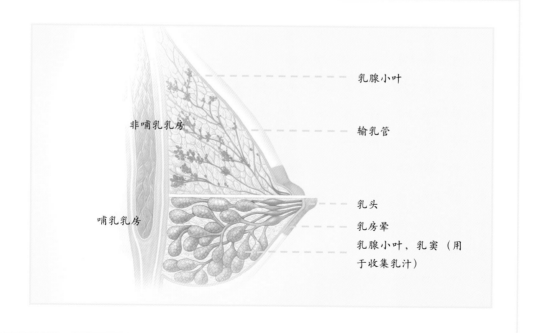

非哺乳乳房

哺乳乳房

乳腺小叶

输乳管

乳头
乳房晕
乳腺小叶，乳窦（用于收集乳汁）

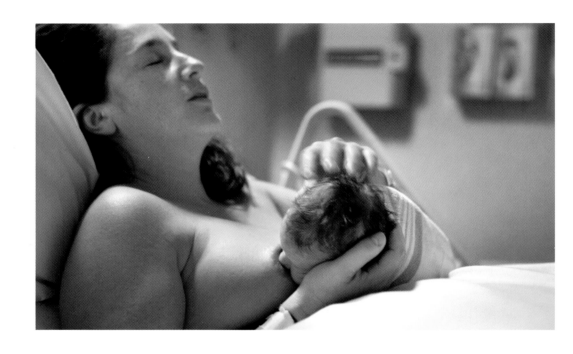

分娩中及其最初几天

到了产程的第三阶段，当胎盘从子宫壁上脱落，母体在催乳素的促进下准备开始分泌乳汁（胎盘分泌黄体酮，它能起到抑制催乳素的作用，从而抑制分泌乳汁，直到胎盘脱落）。这时，初乳已经在乳房里为宝宝做好了准备，你现在可以将宝宝直接抱入怀中进行喂养（见56页）。

分娩几天之后

在分娩几天之后，更多成熟乳逐渐代替了前期分泌的初乳。随着成熟乳分泌量的不断增多，乳房一般会变得越来越大，但是有些妈妈并未感觉到明显的变化。通常，这一变化过程最早开始于分娩后的第2天，有时也会推后，最迟于第6～7天开始，但绝大多数妈妈是在分娩后第3天开始分泌的。

通过以上描述可知，乳房分泌乳汁是对乳汁被吸走的反应——正是宝宝的吮吸，促使乳房源源不断地供应乳汁。宝宝吮吸的乳汁越多，新产生的乳汁也越多。所以，无论是新生儿、大宝宝，还是双胞胎、三胞胎，妈妈的乳汁都能充足供应。

无论是喂养时间表还是各种形式的日程表，都不会帮助你和你的身体。有些人教导你喂养次数不要超过多少，喂养时间不要超过多少分钟，然而，这样并不是有效的喂养。妈妈的身体会对宝宝的需求做出反应和调整，而不是依赖某些时间表或者其他人的喂养经验（了解这种供求调节方面的知识请见82页）。

满足宝宝的需求

在20世纪80年代和90年代，很多关于母乳成分的研究表明，乳汁的成分及其含量不是始终如一的，尤其是脂肪含量。当乳房中乳汁量较多时，水分占的比例升高；乳汁较少时，脂肪所占的比例升高。

通过这些研究，我们了解了乳汁成分的特点，但是同时也引起了一些担忧。一些健康护理人员、母乳喂养辅助者、育儿作家，以及妈妈们都开始担心宝宝是否在吃奶前段摄入太多的水分，而未能在后段吃到热量充足的乳脂状的乳汁。根据这种"乳汁不均衡"的观念，很多人认为，应该让宝宝吮吸足够长的时间，以便宝宝能吃到最后热量高的乳汁。

事实上，乳房只分泌一种乳汁，并储存在乳腺小叶中。由于乳脂状的成分比较稠厚，会沉积下来，所以当乳房中乳汁量较多的时候，宝宝吃到的乳汁其含水量相对高，宝宝吮吸到最后，当乳汁所剩不多时，才能获取相对稠厚的乳汁。

乳汁中脂肪的含量与乳房里乳汁的储备量相匹配。也就是说，当乳房中乳汁量多时，宝宝将摄入热量较低的多量乳汁；当乳房中乳汁量少时，宝宝将得到量少但热量较高的乳汁。由此看来，不管怎样都是合理的，所以正是因为妈妈与宝宝之间的这种默契，使得母乳喂养能够有效地进行。

有研究表明，随着乳汁产量的降低，乳汁中的脂肪浓度会渐渐增高。一年以后，乳汁的蛋白质含量会增多。这个变化很微小，但符合宝宝生长发育的需求。

未能及时出现的反射

若宝宝是早产儿，他的吮吸、吞咽、呼吸等动作的反射不能很快地显现出来。但这并不意味着早产儿就不能进行母乳喂养，我们可以提供一些帮助，让他在特定阶段可以吃到你挤出的母乳或者是配方奶粉（通常使用管子，以便于早产儿不用吮吸就能吃到），直到宝宝发育成熟一些。

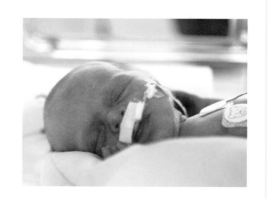

在宝宝发出想吃奶的信号时，你就喂他，让他吮吸的时间长一些。宝宝会通过自己的努力让母亲的身体调整乳汁的供应量来满足自己的需求。当乳房被吸空时，分泌乳汁的速度就会加快，当乳房充盈时，分泌乳汁的速度就会减慢。然而，乳汁充盈的时间太长的话，将会干扰乳汁的分泌，随后会产生不好的影响（见82~83页）。

溢乳反射

乳汁储存在乳房中，婴儿吸吮乳头会刺激脑垂体，引起乳腺腺泡周围的肌肉收缩，促使乳汁沿乳腺导管流向乳头，继而流入婴儿嘴里。这种释放乳汁的过程叫作"溢乳"反射。溢乳反射会稍有刺痛感或不适，但是一旦形成规律的母乳喂养关系，这种不适感就会慢慢减轻。

在分娩后的头几天，无论何时，宝宝的吮吸动作都会促使催产素的释放。经过一段时间，有些妈妈仅仅是看到宝宝或听到宝宝的声音，就会条件反射地出现激素的释放，出现溢乳现象。一些母亲在喂养宝宝的时候，双乳都会有乳汁流出，可通过掌根按摩乳房减少乳汁分泌，几周过后，这种灵敏的条件反射现象就会变得更容易掌控。

宝宝天生具备吃母乳的本能

宝宝来到这个世界上已经具备了基本的技能，他们有营养需求，也有情感需求，你需要懂得他们的成长需求。

出生时，宝宝本能地具备一些反射（这些反射也被医生用来评估宝宝神经系统的健康状况），能够让自己有效地吃奶，这些反射包括：

- 觅食反射：宝宝会寻找妈妈的乳房，小脑袋从一边移到另一边，四处探索着直到碰到乳头。
- 吮吸、吞咽反射：这是宝宝在找到乳房后出现的一系列的反射，含在宝宝嘴里的乳头会促使宝宝做出吮吸和吞咽的动作。
- 跨步反射：这种反射能使宝宝的身体移动，是宝宝接近乳房的众多方法之一。

母乳喂养和情感依恋

在喂养宝宝的时候，妈妈是最能满足宝宝情感需求的人了。这是因为妈妈能对宝宝发出的喂养信号做出快速回应。母乳比奶粉喂养简单易行，宝宝的等待时间短暂而不易焦躁，即使宝宝变得焦躁不安，母乳会使他很快平静下来。宝宝的轻松状态意味着体内皮质醇（见13页）水平正常，宝宝吃奶后的满足感帮他建立了日后的坚强内心和情感基础。

母乳喂养提供了良好的依恋环境，增进了妈妈和宝宝之间的亲密关系与暖暖爱意，原因如下。

- 妈妈和宝宝身体之间的亲密接触，使得建立肌肤之亲易于实现。
- 不分昼夜地经常性地喂养宝宝，创造了更多互相感知的机会。
- 只要妈妈用母乳喂养，宝宝就能更好地建立起早期的简单人际关系。
- 宝宝和妈妈是合作关系——宝宝根据自己的需要"控制"妈妈的乳汁供应量。
- 宝宝和妈妈是互惠关系，两个人互相配合。要是喂养能顺利进行，那么这会对妈妈的情绪、观念、身体以及和宝宝的关系产生积极的影响。
- 宝宝为了寻求安慰，会通过吮吸和依靠妈妈的乳房来获得，这是宝宝与妈妈保持依恋联系的重要方式。

目前有证据证明，母乳喂养与依恋关系之间存在很强的联系。根据一项研究，

在宝宝3个月大时，选择母乳喂养的妈妈比选择奶瓶喂养的妈妈表现出对宝宝更大的敏感度。这也说明了对宝宝的需求敏感的妈妈，更有可能采用母乳喂养宝宝。

宝宝发出的要求"开饭"的信号

为了要求妈妈喂奶，大些的宝宝可能发出一些信号，如递奶瓶。宝宝想吃奶时，可能会出现以下情况：

- 嚅动小嘴。
- 挥舞小手。
- 蹬踹小腿。
- 吮吸自己的手指或是整个小手。
- 开始变得焦躁不安。
- 转动小脑袋，试图寻找乳房。

出现上述信号并不总意味着宝宝需要立刻得到喂养，有时只是说明宝宝需要亲密接触，需要和你互动交流，这也是抱着他让他入睡的好时机。有时这些信号会让你感到困惑，你做出的回应并不总是正确的，因为宝宝的需求是多样的。

哺乳过程

一般情况下，宝宝刚出生，妈妈就能顺利地喂他母乳。你和宝宝通过昼夜接触变得亲密起来，并且在更多的时候，当你们看着彼此的脸，注视着对方的眼睛，虽然没有言语上的交流，双方也将会很享受此情此景。作为妈妈的你应该关注宝宝需要吃奶的信号（见55页），由于你和宝宝总是在一起，他很容易够着你的乳房。

开始喂养时可能遇到诸多疑问，比如宝宝表现出不舒服，或者你有几次确定宝宝想要吃奶，他却在吮吸了几下之后又沉沉地睡去。

有时，特别是当宝宝长大一些时，你会发现他吃奶的过程断断续续，没有明显的

开始和结束；他似乎很享受少量多次的进食方式，这个过程通常会持续数小时。许多妈妈觉得这通常只发生在夜晚，但事实上任何时间都有可能发生，有时这种断断续续的进食完成之后，宝宝便能沉沉地睡一个好觉。

正如我们所看见的，宝宝的一些进食行为具有反射性（见54页），但是更多的行为具有社会属性，这表明宝宝具备了对包括你在内的周围世界的反应能力。从出生起，宝宝能专注于距离眼睛20～25厘米的物体，也就是当宝宝吃奶时，他的脸和妈妈的脸之间的距离。他也能对你的微笑，对你身上的气味做出反应，以及触摸你的皮肤，听见你的声音。宝宝在妈妈肚子里的时候，他能

这是多数宝宝开始吃奶的典型动作，让他的小脑袋稍稍后仰，然后将乳头贴近宝宝的嘴边

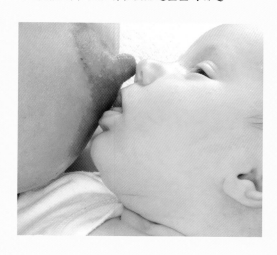

准备让宝宝将乳头含入口腔的上部，让他的下巴贴近乳房，把鼻子露出来，以保证呼吸畅通

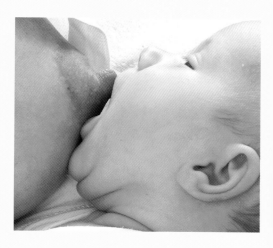

听见妈妈在说话，所以他对妈妈的声音很熟悉，妈妈的声音有助于让他感到安全，和妈妈在一起他也会很放松。当宝宝和妈妈离得很近时，他会变得安静；他也总想要和妈妈在一起。

正确的含乳姿势

哺乳姿势遵循的原则是妈妈和宝宝双方都要舒服自在，并且宝宝得到了有效的喂养，即满足了他对舒适和营养的需求。

你可能听人说过或读到过一些特殊方法教你如何调整你和宝宝的位置，如怎样调整坐姿，怎样放你的手和胳膊，以及宝宝应该怎样躺在你的怀里或躺在哪里舒服。

宝宝要想舒适而有效地吃奶，他要用嘴包住整个乳晕，会用他的小舌头和下巴挤压吮吸乳汁。乳头朝向宝宝嘴里的上腭，舌头在乳头下面，靠近口腔后部，宝宝拱形的上腭完全被你的乳房"占满"。

如果你的乳房无法深入宝宝的嘴里，他可能会用舌头推压你的乳头，将乳头靠在他的上腭，这样容易让你感觉疼痛。同时，这也可能损坏你的乳头，甚至造成皮肤破裂，但有时看上去完好无损的乳头，也会出现剧烈的疼痛（见81页）。

多数宝宝只要足够贴近妈妈的身体，就能掌握正确的含乳姿势，而不需要歪着或仰着脑袋去够。对于较大的宝宝，要是他习惯了看起来奇怪的喂养姿势，只要哺乳进行得顺利，他也舒心愉悦，生长发育也没有受到影响，你就没有必要改变喂养姿势了。

他更加贴近乳房，并且一口就能包住乳晕，他用舌头和下巴挤压乳汁，这样才是正确的含乳姿势

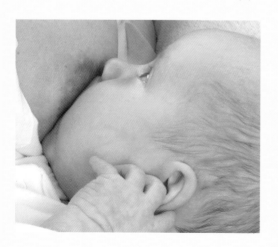

喂养的最后，宝宝放开乳头，要是妈妈的乳头没有变形，并且宝宝表现出满足的样子，这说明喂养进行得很顺利

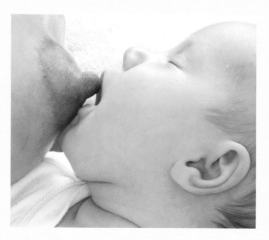

喂养的姿势

其实只要你和宝宝都感到舒适自在，而且宝宝也能有效地吃到乳汁，用怎样的喂奶姿势都无关紧要。

你会找到一种适合自己的舒适愉悦的喂奶方式。你的家里应该有几处自己喜欢的地方，这里宽敞明亮又安静，你需要的物品也都在手边，方便你的使用（见65页）。

选择哺乳专用胸罩十分重要。胸罩有托胸的作用，在哺乳时妈妈不用将整个胸罩脱下，两个罩杯前端均可独立翻下，露出开口，方便立即给宝宝哺乳，而肩带的设计也宽松一些，减少对肩膀的压力。不论是白天穿的还是晚上穿的衣服，都应该很容易向上撩起，或者可以从正面解开。更多关于衣着的建议见86～87页。

分娩方式也会影响妈妈选择喂养姿势。做过外阴切开术的妈妈，更喜欢躺着喂养。剖宫产术妈妈的伤口很脆弱，宝宝不能躺在她的身上，在这种情况下，可以试试橄榄球式的抱姿，用手托住宝宝颈部后方，把宝宝的脚丫塞在你的胳膊下面（如下图所示），这样的姿势会让妈妈感到舒服一些，或者尝试侧躺式。

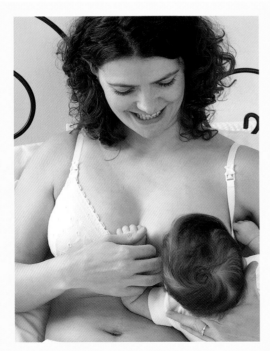

橄榄球式

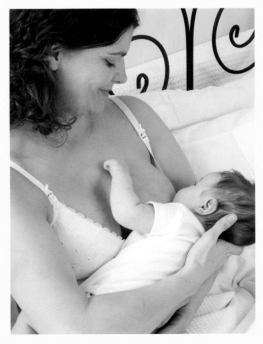

摇篮式

可以选择的喂养姿势

- 侧躺式。
- 侧躺式，宝宝位于妈妈乳房的偏上方。
- 侧躺式，宝宝位于妈妈乳房的偏下方。
- 生物养育式（即半斜躺哺乳法，借助重力让婴儿面对面地趴在妈妈胸前），妈妈可以半斜躺着，在沙发、躺椅或床上都可以进行。
- 妈妈坐直，宝宝横跨过妈妈的身体，妈妈的双手伸至宝宝的脚和宝宝肩膀下面（摇篮式）。
- 橄榄球式的抱姿。

我们常常使用的喂养姿势是宝宝被抱着或躺在妈妈的侧面。近年来，有研究提出了"生物养育法"的喂养姿势，即宝宝纵向趴在妈妈的腹部。如果妈妈半倾斜或完全躺倒，可以使"纵向的宝宝"自己吃奶。妈妈的手和身体的动作似乎能完美地与宝宝相适应，只要宝宝需要，妈妈就会支撑着宝宝，抚摸他，抱着他或提供其他方式的帮助。

妈妈怎样在哺乳的时候保持舒适详见65页。

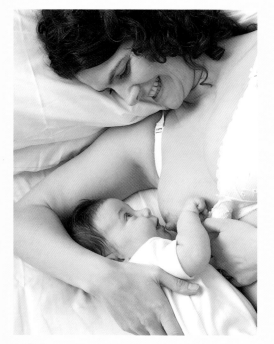

侧躺式

双胞胎

特殊V字形哺乳枕头是很好的辅助工具，如果用到这种枕头，它可以支撑着每一个宝宝的头部和肩膀，让你的手和前臂得到放松。

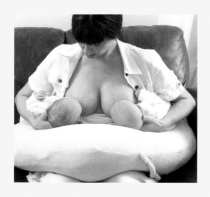

喂养双胞胎

如果你的双胞胎宝宝都很健康，最好在他们一出生后就尽早喂养他们。如果直接喂母乳有困难（也许他们中的一个或者两个需要特殊的护理），那么你就需要尽早准备为他们挤母乳（见106页）。

大多数双胞胎的妈妈在一开始都没有一种固定的喂养模式。有些妈妈会同时哺喂双胞胎，而有的妈妈则会母乳喂养其中的一个，而另一个则是喝提前挤好的母乳。当然不论用哪种方式喂养宝宝，你必须详细记录每个孩子的喂养方式、时间和情况。因为新生儿都需要频繁地喂食，分别喂养双胞胎意味着，不论白天夜晚，你

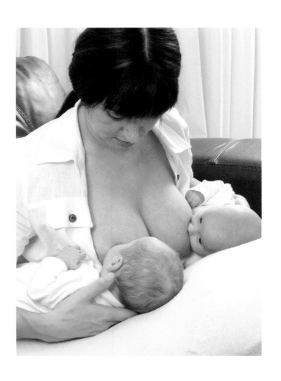

刚安顿好这个宝宝，又需要喂养另一个，周而复始地重复着。所以，妈妈最好能够同时喂养两个宝宝，这样可以让事情变得简单些。

起初，在喂养双胞胎时，你会遇到一个问题，你必须同时抱着两个婴儿进行哺乳，如果他们还处在学习如何含乳、如何长时间吮吸的阶段，你就腾不出手来帮助他们了。你会力不从心，而且你根本不可能去挠一下鼻子或调整一下姿势，或喝口水。若其中一个宝宝没有含住乳头，你都很难帮助他。有一种"V"形的枕头可以帮你解决这个问题（见59页）。

使孩子和你有相同的作息时间常常不能如愿。有时，一个孩子能很快进入梦乡，而且拒绝在睡眠中醒来吃奶；而另一个则总想吃奶，一分钟都等不了。不过，你可以尽量在你能控制的环节上让两个宝宝同步，如洗澡，以期在其他环节上能趋于同步。

一边一个

实际上，大多数的双胞胎最终会偏爱一侧的乳房，所以如果你不希望这样的事

橄榄球式姿势，妈妈分别抱着两个宝宝，宝宝的双腿绕到妈妈的身后

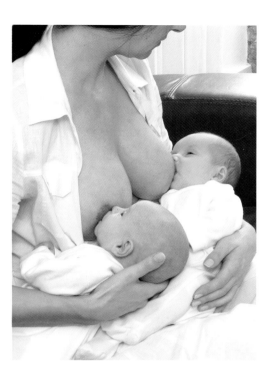

平行式抱姿，就是把两个宝宝同时贴近你的胸部，并且他们的头都朝着同一个方向

你的泌乳量足够多。事实上，大多数双胞胎的妈妈都会建立一个很好的泌乳机制，只要做到经常喂养宝宝，就会有足量的乳汁让两个宝宝喝饱。对于两个宝宝的妈妈来说，母乳喂养要比用奶瓶喂养简单许多，因为你什么都不用准备，什么都不用买，什么都不用洗，既不用消毒也不用储存。

不同的姿势

喂养双胞胎，可以有很多种喂养姿势。你可能发现在宝宝很小的时候，某种姿势不好用，但是当宝宝长大一些后，这种姿势则变得有效果。如果你刚开始还不能把两个宝宝同时抱好，一起喂养，你可以先喂一个宝宝，请其他人帮你抱一会儿另一个宝宝。

最流行的喂养双胞胎的姿势包括"橄榄球式"（见60页）和"平行式"（见左上图）。还有一种较常见的姿势，就是成倒 V 字形抱住你的两个宝宝，两双小脚彼此挨着或者交叉放着。总之，不管你选择了哪种姿势，你都需要家人或支撑工具的帮助——支撑你的背，或支撑起两个宝宝，让他们更贴近你的胸部。

情发生，最好在开始的时候，就让两个宝宝轮流使用两边的乳房。为了保持泌乳，让每个乳房都能得到很好的刺激，你可以让双胞胎中"技能较好"的宝宝，吮吸两侧乳房，这对于增加泌乳量是一个很好的办法。当两个宝宝长到一样大小并且有了相同的吃奶模式时，维持好的喂养习惯就非常简单了。你可以花费至少6周来建立这个习惯，一旦这种方式形成，所有的一切都变得容易了。

开始时，你要保持做记录的习惯，这样有助于你记住哪边乳房喂养了哪个宝宝。有的妈妈会把不同颜色的回形针别在胸罩上，以标记最后一次是哪个宝宝吃的哪一边，以便下一次吃另一边乳房。但是，你渐渐地会发现不需要这样做，因为

妈妈的热量需求

妈妈经常被嘱咐要吃得好，这是孕妇应该知道的常识。她们需要在授乳期间注意自己的饮食。通常，人们认为母乳的质量和产量会受妈妈饮食的决定性影响。如果妈妈不能正常分泌足量乳汁，或者宝宝焦躁不安，或者宝宝的成长迟缓，人们首先就会提醒妈妈们应该注重饮食，要吃得更丰盛，更有营养。

然而事实上，妈妈的饮食无论在质量、数量还是种类上，对母乳分泌量的影响都没有大众想象的那么大。如果你对自己的饮食习惯做些调整，可能会让自己感觉更好，如果你喝的水足够多，就能维持身体的含水量，让身体保持良好的状态，但是至于母乳喂养，你的饮食不会对乳汁的产量有较大的影响。

在不同的科研项目中曾多次发现——即便妈妈吃得不多，宝宝的生长发育依然很正常。给妈妈吃更多的食物，对宝宝并没有更大的影响。单纯的观察也得到同样的结论——人们发现在战争区域、监狱集中营，甚至是被围困等食物短缺的情况下，如果妈妈坚持母乳喂养，她们的宝宝日后也能茁壮成长；如果母乳喂养没有很好地坚持下去，断断续续，甚至完全停止，同时也没有充足的固体食物用来充饥，这些婴儿的成长将受到影响。

人们常常认为妈妈的身体需要充足的营养，才会使母乳喂养达到最好的效果，但是事实证明并非如此。

纵观人类历史，很多时候，食物都是匮乏的。现在，我们进化后的身体对那些食物短缺的历史阶段是有记忆效应的。21世纪的人类，基本上都热衷于吃，进食量远远超过人们所需要的量，从而引发很多疾病，如肥胖症、高脂血症等。在怀孕期间，孕妇也往往会储存多余的脂肪，为分娩后的乳汁分泌提供保障。同时，女性的新陈代谢会因为怀孕而改变，在母乳喂养期间，她们对食物中热量的吸收效率将会达到最大值。所以，这就意味着假如一位母亲一天提供1升的乳汁给她的宝宝（相当于提供700卡的能量），她也不必通过进食含700卡热量的食物去制造乳汁，因为这真的没必要。

妈妈在母乳喂养的时候，比平时更容易有饥饿感是很正常的。当你觉得想吃东西的时候就去吃，这样你就会感到舒适、精神焕发、充满力量。每一次的母乳喂养都会对你有益，能帮助你减肥，当然这不是对所有人都起作用。但是大体来讲，如果你想要吃加餐，吃完还想要再来一份，那么你就尽管吃吧。但是你别指望这会帮助你分泌更多的乳汁。

然而，母乳在其他方面与妈妈的饮食有关系，母乳的不同味道取决于妈妈所吃的食物。这被认为是件好事——母乳提供巧妙的适应过渡期，为宝宝之后适应家里

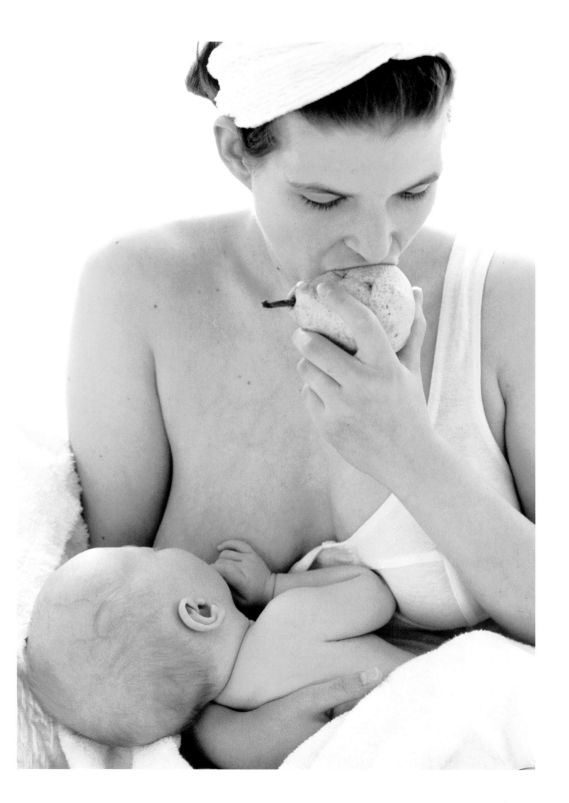

的食物而准备。妈妈偶尔会发现宝宝拒绝吃奶，这可能是由于在之前的几小时，妈妈吃了些特殊的食物。但是，我们最终还是很难断定是否是由于味道，宝宝才拒绝吃奶的。

基本营养素

如果妈妈每天保持正常饮食习惯，那么乳汁的组成成分一般不会改变。但是，如果你长期缺乏一些营养素（维生素D、铁、脂肪酸），而且身体里储备得也不多，你的乳汁将无法获取足够的营养素。现在尚无研究表明这种情况会对宝宝的发育产生决定性的影响。请注意，我们探讨的是乳汁中某种营养成分的精确含量对婴儿健康的影响，而不是母乳喂养对婴儿健康的重要意义。目前，似乎没有证据表明，营养摄入不充足的妈妈用母乳喂养的宝宝会受到不良影响，只要宝宝在恰当的时间添加辅食就可以了。

比如，缺铁的妈妈所生的宝宝体内储存的铁元素较少，所以在开始吃辅食时，需要多吃含铁的固体食物。

宝宝最常缺乏的元素是维生素D：有许多观点支持给婴儿补充维生素D，尤其是针对较大的婴儿（在英国，配方奶粉里就补充了这种营养素）。妈妈需要关注自己的日常生活和饮食，尤其是生活在北方的妈妈，还有深色皮肤的妈妈。因为，当人们的皮肤经常得到太阳光的照射，身体就会产生维生素D，母乳的成分也会发生改变。

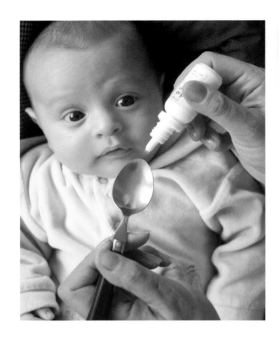

如果母亲是素食主义者，可能需要补充维生素B_{12}，这样母乳中就会含有这种元素，宝宝就不会由于缺乏这种维生素而出现一系列的发育障碍（维生素B_{12}在动物性食物中含量较高）。

妈妈自己的舒适度

妈妈感觉舒适非常重要，因为这使母乳喂养易于坚持——这对于做过剖宫产术的妈妈尤为重要。

如果你和宝宝同床睡，夜间喂养将更容易一些，很多母亲在白天也这么做。也可选择一个舒适的靠椅或者沙发，脚能接触地面或脚蹬。用靠垫支撑后背和胳膊，靠垫得买一个大一些的，以便提供更好的支撑。你或许需要在膝盖上放一个垫子，使宝宝离你身体近一些。你不需要前倾身

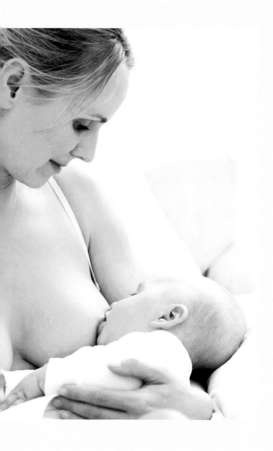

身边必备的物品

在喂养宝宝的时候，可以将这些物品放在你的身边，随时取用。

- 几个靠垫
- 电视或收音机遥控器
- 一瓶水或者果汁、零食
- 书籍或是杂志
- 电话
- 棉布或围兜

如果你还有另外的孩子需要照顾，你需要先给他零食和饮料，安排好他需要做的事情。要是喂养宝宝需要很长时间，别指望一本书就能安抚较大的孩子，他不会买账。

体，因为身体前倾会加重你后背和肩膀的负担，久而久之会产生背痛。要是你身边有一个边桌放东西就更方便了。你也可以把需要的东西装在篮子或是盒子里，放在你的身边。

母乳喂养的辅助工具

以前，母乳喂养的妈妈不会为了维持乳房的健康和正常功能而做特别多的干预。而现在，有不少产品能为妈妈提供帮助，但也要因人而异，使用效果取决于妈妈所处的环境和经历。

哺乳胸罩

现在哺乳胸罩的款式多种多样，都能够让妈妈做到快速让宝宝吃奶。这种胸罩的设计一般是罩杯上加一块"门帘"或是前端加上拉链，盖住乳头，可随时掀开。许多款式都受到妈妈的青睐，因为大多数妈妈穿上哺乳胸罩都会觉得舒服许多，特别是在哺乳早期，乳房相对哺乳前增加了一些重量。现在，妈妈们需要做的就是寻找适合自己的胸罩。基本上，胸罩要有可调整的肩带，这样可以根据胸围和乳房的大小调节宽松度。

乳头保护罩

这种乳头保护罩采用医用硅胶、树脂或合成橡胶制成，保护罩正好能盖住妈妈的乳头和乳晕，可以用来保护妈妈疼痛或裂开的乳头，还可用来帮助宝宝快速找到乳头。虽然乳头保护罩是很实用的工具，但是它同样存在缺点。例如，在宝宝吃奶减轻吮吸力的时候，乳头保护罩容易掉下来，而且它会影响宝宝的正确含乳姿势，甚至当拿掉保护罩时，宝宝不能正确含乳。此外，宝宝可能会习惯于使用某个保护罩，稍有变化，宝宝就容易产生抵触喂养的行为。也有一些研究表明，即使妈妈拥有充足的乳汁，当妈妈戴上保护罩喂养时，有些宝宝难以充分地吮吸。一段时间后，这一状况也没有好转，甚至导致乳汁分泌量的减少。

但是，如果医生建议你用乳头保护罩，你不必立刻拒绝，而应咨询一下母乳喂养或婴儿保健专业人士，考虑他们提出的建议，最后决定是否使用保护罩。

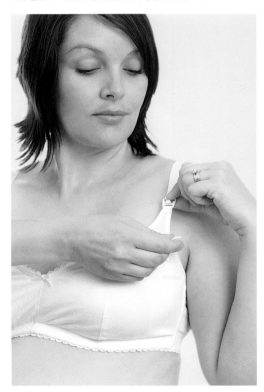

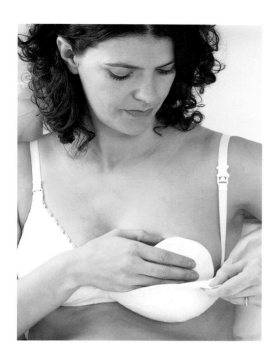

乳房垫

有些妈妈会偶尔出现溢乳的现象，一般会在几个月后停止溢乳。你可以把乳房垫，如一次性或可换洗的棉布垫，或者用可以贴附在皮肤上的硅胶树脂垫——放在胸罩里，以免弄湿衣服。还可以用棉质手帕替代乳房垫，用完要洗净。

乳房保护罩

乳房保护罩是由两个合在一起的塑胶罩杯构成，用于收集溢出的乳汁。这种装置起初是用于矫正乳头扁平或凹陷的。后来发现可以一物两用。

其他辅助工具

保护垫——如羊皮或羊毛暖垫，在寒冷地域居住的妈妈尤其需要它。

乳头乳霜——能起到保养受伤乳头的作用，但是需要谨慎使用。如果妈妈没有着意培养宝宝正确的含乳方式以避免损伤乳头，我们建议不要只靠乳霜来保护乳头。

冷敷垫——缓解肿胀感。

哺乳垫——分为很多不同类型和形状——作用在于帮助支撑宝宝。

吸奶器——分为手动型或电动型，便于挤出积聚在乳腺里的乳汁。有关吸挤乳汁的内容见106～107页。

有些妈妈会发现一些不是必需，但很有帮助的东西，如靠垫。背部有问题或残疾的妈妈需要借助枕头或靠垫，还有做过剖宫产术的妈妈，有时非常需要一个靠垫来避免对未愈伤口的压迫。在买这些辅助工具前，你最好请教有经验的妈妈，先试用，再购买。

PART 5

母乳喂养常见困惑解决方案

Challenges and concerns
in breastfeeding

母乳喂养不总是一帆风顺的——即便在开始的时候进行得很顺利，但在之后，你仍然可能遇到意外的困难。如果宝宝是早产儿或抵抗力低下，你可能在开始的时候就遇到极大的挑战。

担心宝宝没有摄取足量的乳汁，这是世界上所有妈妈最常担心的问题。对于这个问题，妈妈们喜欢通过计算、评估，或是对比来获取答案。

一些妈妈认为母乳喂养会让自己不舒服，甚至会疼痛。这一般不会发生，对宝宝也是不公平的。只要在适宜的环境里，得到正确的照顾、支持和指导，所有影响快乐喂养的困难都能够被克服。

中途换成配方奶粉喂养，或者需要用配方奶粉补充喂养宝宝的妈妈一般比较敏感，如果有人对她当初的母乳喂养提出意见，势必会导致不快。不过，你还有许多补救的措施，可以防止更坏结果的发生，或者把潜在的问题扼杀在摇篮中。

分娩后的担忧

宝宝出生后的最佳状态是处于健康活跃的状态，这时母乳喂养也能很轻松地进行，而且妈妈没有任何不适感。出生后的第一二个小时，宝宝很可能会醒来，对外界做出反应，开始寻找妈妈的乳房。在你的帮助和指引下，他能第一次享受到吃奶的乐趣。但是，分娩本身可能会影响宝宝早期的喂养。

缓解分娩疼痛的药物

宝宝生来就渴望吃奶，但是，有些妈妈在分娩时使用过缓解疼痛的药物，可能会影响哺乳。提前向你的产科医生咨询一下镇痛药物的选择问题，做到心中有数。哌替啶（麻醉镇痛药）和其他麻醉剂（例如，二乙酰吗啡）会通过胎盘，影响宝宝的呼吸、吮吸反射，以及身体对外界的反应能力，有时会持续几天或更多天（在分娩前药物注射得越早，对宝宝的影响越小）。

关于硬膜外麻醉对宝宝行为有哪些影响的研究，还没有确切的结果，但是一些专家认为麻醉药物注射多少会有一些负面影响。借助产钳、真空吸引器协助分娩可能会有后遗症，宝宝可能因为头痛而不好好吃奶。

另外，"笑气"（一种吸入性镇痛药）会很快从妈妈体内代谢消失，一般不会对宝宝产生影响。其他形式缓解疼痛的方法，如放松法、控制呼吸或分散注意力等，不会对宝宝有任何影响，但是这些方法对缓解产妇的疼痛作用不明显。

你在选择缓解疼痛方法时，心中要牢记这些问题，受镇痛药物的影响，宝宝的先天反射或本能会减弱，可能不会吮吸，需要特殊的环境和帮助才能进行母乳喂养（见78页）。

分娩方式的影响

有时，因为难产而经历了一个长时间的分娩过程，宝宝也已累得筋疲力尽，宝宝状态不好，也就不会对吃奶有强烈的欲望。

剖宫产术的妈妈常常被告知母乳喂养会延后，但是，现在事实并非如此。如果你做的不是急诊剖宫产术，或是自然分娩过程中改做剖宫产术，将不会影响乳汁的分泌，在伤口还没完全愈合前，你可以请人帮你把宝宝放置在适合吃奶的位置。

如果你做的是急诊剖宫产术，而且分娩后母子平安，那就没有什么理由不让你马上抱着宝宝，进行亲密接触。但是，在许多妇产医院，医生习惯于在剖宫产术后，用毯子包裹好婴儿，如果你不希望把宝宝包裹在毯子里，你需要提前说明——在你的病历本里特别标注。要想把宝宝抱

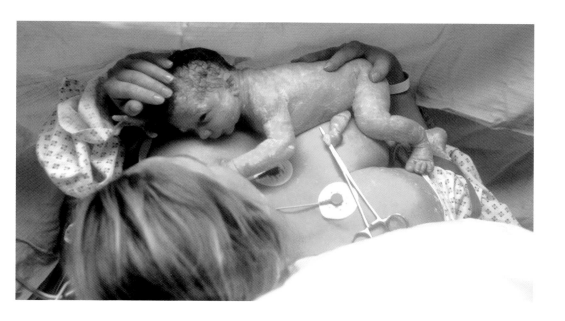

得更亲近一些，妈妈确实需要护士的帮助，因为你很可能会被医疗仪器或绷带等束缚，腹部还有外科医生缝合的伤口，同时你不能坐起来，你的手臂上还有输液针。

双胞胎

双胞胎的分娩一般是通过剖宫产术，所以在产后大约第一周之内，妈妈抱着一个或两个宝宝调整姿势是非常困难的一件事，这需要其他人积极地配合，帮助妈妈去完成。即便你没有经历剖宫产术，但在你能熟练应对这一切之前，基本的辅助是很需要的。双胞胎宝宝的出生体重都很轻，而且也容易早产，母乳中的营养提供了宝宝大脑发育的所需物质。大脑发育在子宫内就已经开始，而母乳提高了婴儿抗击外界感染的免疫力。

尽量多和宝宝在一起

无论分娩经历了多大的艰难险阻，都不意味着母乳喂养会有一个艰难的开始。和宝宝保持亲密接触，不仅为了母乳喂养有个好的开始，妈妈也能够轻松一些，只要你和宝宝都很健康，不必严格地定时喂养、按计划喂养，甚至限制吃奶量。即使出现了健康问题，或是因为要接受观察和治疗，母子必须分开，你可以在之后努力去弥补（关于这方面的建议见78～79页）。妈妈和宝宝在经历很长时间的分离后，也能成功地建立母乳喂养模式。咨询医院的母乳喂养专家能帮助你应对接下来的挑战。

"爱婴"医院

产科病房的运行规范，应该遵循联合国儿童基金会或世界卫生组织幼儿协会制定的指导方针。大部分"爱婴"医院会鼓励产妇妈妈和宝宝保持亲密关系。这里不会建议你使用任何配方奶粉，还有其他食品，甚至水。除非宝宝需要接受治疗。医生们会鼓励妈妈，只要宝宝发出饥饿的信号，就应该满足他的需求。然而，有些医疗机构没有给新手妈妈们提供很好的支持和指导，一些妈妈甚至被认为喂养得"太频繁"。患有黄疸的新生儿容易嗜睡，不怎么喜欢吃奶，所以最重要的是抓住任何机会给他们喂奶。如果宝宝嗜睡，或者反应迟钝，或者根本不知道怎样在妈妈怀中找奶吃，他们则需要一定程度的帮助，包括妈妈移动乳房，帮助宝宝吃奶。这可能使妈妈变得消极，宝宝变得抑郁。爱哭的宝宝会让妈妈筋疲力尽。对于这些妈妈，奶瓶和配方奶粉的使用或许是最好的帮助。

母乳喂养真正的问题可能不会显现在住院期间，宝宝无法有效吮吸乳汁的问题可能会被忽视。回家之后不久，妈妈就会发现宝宝吃奶吃得不好。在妈妈胸前的宝宝看似在吃奶，但是并未有效地吮吸乳汁。本书可以教你如何检查宝宝的吃奶情况——如果你怀疑宝宝没有吃到足够的乳汁请参见82～83页的内容。

如果你在进行母乳喂养时有疑惑，可

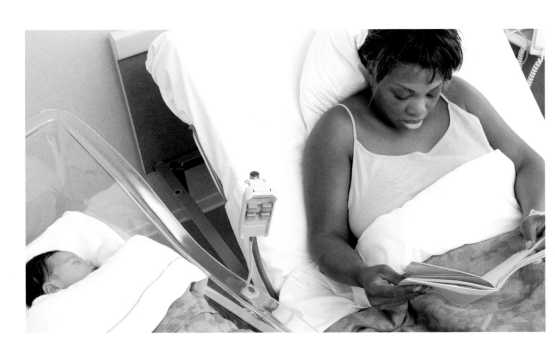

需要特殊呵护的宝宝

如果宝宝在出生后需要接受治疗或观察，你还是可以进行母乳喂养的。早产儿（妊娠期少于34～36周）或许需要通过鼻饲管喂养妈妈挤出的乳汁（乳汁被滴入一个插入婴儿鼻子里的细小管子）。极度早产儿（23～26周）需要静脉营养补充，营养成分不通过胃，而是通过输液进入婴儿的血液。双胞胎或多胞胎比单胎更容易提前出生，在新生儿喂养的问题上，解决办法也是一样的。

如果宝宝（或者是多个宝宝）不能立即开始母乳喂养，妈妈应该挤出乳汁（见106页），越早开始越好——如果可以的话，在第一天就开始。经

常而有规律地挤乳汁——24小时内至少8～10次，包括夜间——是很大的一个工作量，很费时间，但是这对于宝宝很重要。告诉医院的工作人员，你需要他们的帮助，在夜间定时叫醒你。

挤乳汁能"开启"你身体内乳汁的"生产线"，这样在宝宝可以自己吮吸乳汁时，你的乳房里已经充满了乳汁。

过不了多久，你可能会分泌出更多的乳汁，甚至比宝宝需要的还多，你可以把多余的乳汁冷藏起来，以后再用或捐献给医院的乳汁库。

以去咨询婴儿喂养的保健师。他们经过专业培训，对于早期婴儿的喂养有很成熟的经验。

如果你在分娩后很快回到家里，最好和宝宝保持亲密接触。社区母婴保健医师应该在你回家后登门看望，你可以把你担心的问题告诉她，就像在医院一样。

母乳捐赠

如果你能分泌出足够多的乳汁或经常挤出充足的乳汁，储备量也够多，你可以捐赠母乳给其他有需要的母亲。通常，这些捐赠的乳汁被保存在特殊的存

储库里。捐赠的母乳通过母乳库的筛选集中在一起，经过高热杀菌，以保证存放安全。

目前，有很多母亲仍然在进行不正规的母乳分享，即把自己挤出的母乳直接捐赠给其他母亲。虽然这种做法存在安全隐患，但却日益增多。如果你需要使用捐赠的母乳，那么请务必确定捐赠者没有抽过烟或用过违禁药，也不能处于服药期间，更不能患有艾滋病等传染病。捐赠者的个人卫生习惯也必须良好。分享母乳的网站为妈妈之间的联系提供了平台，但是对于在网络上遇见的

袋鼠式护理

一项比较全面的研究表明，袋鼠式护理对妈妈和宝宝有诸多益处。早产儿或生病的宝宝可以通过这种方式得到很好的照顾，同母亲保持亲密接触。这种护理方式的名字来自：宝宝能够和妈妈很好地贴近，可以在妈妈的衣服里，或是被裹在妈妈身上，肌肤相亲地被拥抱着，连接在宝宝身上的导管、监护仪等不会受到影响。

这种护理方式是比较特殊的一种，可以使早产儿体温恒定，减少呼吸暂停的次数，维持稳定的心跳和呼吸频率。同时，作为一种温柔、有效的方法，可以较早建立母子之间的亲密关系。

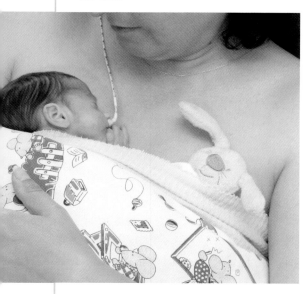

这种"被包容"的依偎方式会让宝宝变得安稳舒适，是早期奠定妈妈和宝宝亲密关系的重要一步，也是袋鼠护理方式的意义所在。妈妈可以通过早期袋鼠护理方式触摸宝宝，实实在在感觉到这是自己的孩子。这会增加父母的信心，缓解新手父母的担心，他们会真实感受到自己瘦小脆弱的宝宝。

医生可能会鼓励妈妈用手和胳膊温柔地抱着宝宝，但不能拍打宝宝的弱小身体。早产儿在这一时期本应该"住"在子宫里——恒温、安静、密闭，所以，新生儿宝宝只有在这样的环境里才能更好地适应。

如果妈妈有条件给早产儿做袋鼠式护理，这将提高妈妈乳汁的分泌量。做吮吸、吞咽动作时，宝宝的下巴、嘴唇、舌头需要协调一致，这种配合只有到孕期35～36周后才会形成。所以早产儿做不好吮吸、吞咽动作。但是袋鼠护理模式有利于妈妈体内的激素分泌，能促进乳汁分泌。

爸爸也能对早产儿进行袋鼠式护理。肌肤之亲会让宝宝放松、安静下来，这也是爸爸与宝宝建立亲密关系的途径。

任何人，你需要用成熟的头脑去辨别他们是谁，做什么职业，以及他们说的话是否真实。

妈妈的健康对哺乳的影响

妈妈的健康问题会影响母乳喂养，需要谨慎小心。

- 如果你需要长期服药治疗，不论你需要调换药物还是改变剂量，都需要小心谨慎。如果医生告诉你"不能给宝宝喂母乳"，你最好询问医生实际存在的危险是什么。许多准妈妈甚至还未开始，就被告知不能用母乳喂养，有时这样做没有必要。你可以把你的选择告诉医生。如果你在服用治疗严重精神疾病或癌症的一些药物，这种情况就不能进行母乳喂养。如果你吃药是为了治疗产后抑郁症，有几种药物是可以安全使用的。
- 和宝宝分离意味着妈妈开始分泌乳汁的时间会推迟，也更加困难。如果由于接受治疗，你的喂养刚刚开始又得停止，你最好挤出乳汁来维持其分泌量，还能

起到舒缓乳房胀痛的作用。
- 肢体残疾的妈妈需要额外的帮助才能使母乳喂养顺利进行。残疾人支持组织根据其他准妈妈面临的相同境遇，给她们提供实用的建议和支持，使得肢体残疾或肢体活动受限的准妈妈也能够进行母乳喂养。
- 分娩后的大出血不利于乳汁分泌——你或许需要通过多次喂养宝宝或挤出乳汁来建立分泌乳汁的反射。有些产后出血的妈妈发展成席汉综合征，导致脑垂体功能减退。这些妈妈可能只有一点儿或根本没有乳汁。席汉综合征一般可以得到医治，但是其病症通常被人们所忽视，只有通过血液检查才能做出诊断。
- 胎盘滞留——部分胎盘还粘连在子宫壁上——通常也会影响乳汁的分泌。滞留的部分可以在麻醉的状态下去除。

这里还没有详尽地列举出可能影响分泌乳汁的所有情况，如果你由于某种未知的原因，母乳喂养或乳汁分泌出现问题，你需要医生给出专业建议。之后，你可以

奶瓶喂养的顾虑

如果从宝宝出生，你就选择用奶瓶喂养，那么妇产医院也应该依照"爱婴"原则，鼓励你和宝宝亲密接

触，并在宝宝需要喂奶的时候（见55页），帮助你们。

通过检查，了解不能分泌乳汁的主要原因，在必要的情况下接受治疗。

有时准妈妈会担心，要是自己生病，例如食物中毒、感染、发烧感冒，她们是否应停止或推迟母乳喂养，防止宝宝受到不良影响，其实这是没有必要的。感冒病毒不会通过乳汁传播给婴儿，但是艾滋病病毒HIV能够通过乳汁从妈妈体内传输到宝宝体内。

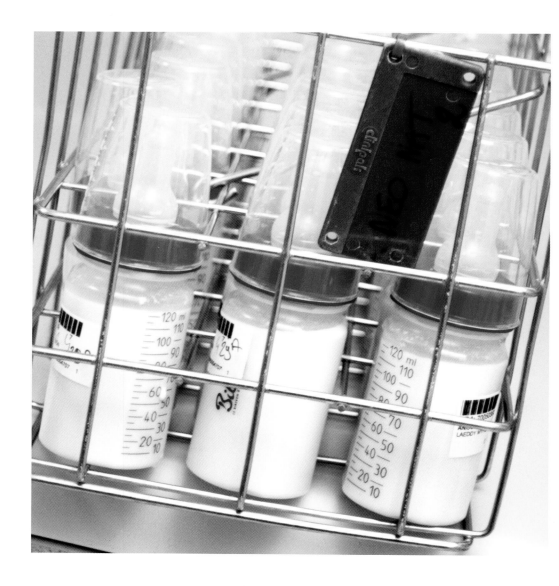

舌系带过短

有些宝宝生来就患有舌系带过短。舌系带，即舌和口底之间的一条状组织，过于短薄或位置太靠近舌根则会影响进食和语言功能。

舌系带过短限制了舌头的运动，婴儿吃奶裹不住奶头而出现漏奶现象。妈妈的奶头也将会出现疼痛，喂养变得疼痛难忍。宝宝也会因吃不到乳汁变得焦躁不安。"舌系带靠后"意味着舌系的位置不正常，固定舌头过紧，致使舌头不能活动自如，这样的宝宝也不能轻松地吃到乳汁。

有些宝宝由于吃不到乳汁，会用嘴夹住妈妈的乳头，虽然这样持续的时间不长，但是妈妈会有剧烈的疼痛感，乳头也会受到损坏。是否所有舌系带过短的宝宝都需要及时医治，以及关于舌系带过短的不良影响还在进一步的研究中。舌系带过短矫正手术是一个用时很短，无痛的小手术，即"剪开"舌系带，使得舌头活动自如。早期的手术不需麻醉，宝宝基本感觉不到疼痛。在医院时，你的助产士、医生或是健康顾问应该了解这种手术。

术后，大部分宝宝吃奶会得到改善，对宝宝也没有其他影响。然而，不是每个做了手术的宝宝都可以这样。有些宝宝需要第二次"剪开"，有些宝宝需要一些时间才能学会自如地吮吸，而有些宝宝——你可能会发现——舌系带过短没有造成任何影响。

关于这方面的研究还在进行中，但是目前一致认为如果舌系带过短有什么不良影响，接受早期的治疗尤为重要。虽然舌系带会随着宝宝年龄的增长逐渐向后退缩，但如果一味地等待其恢复到正常状态，并不是明智之举。

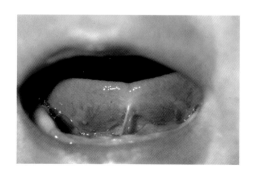

舌系带过短（本图显示的是1个月大的宝宝）能够引起吃奶障碍，如果不接受治疗，甚至会造成发音障碍

不吃母乳的宝宝

宝宝不喜欢吃母乳，这是一件令妈妈丧失斗志、倍感沮丧的事情，进而引起诸多抑郁的情绪，特别是在妈妈感到疲惫无力、难受低落，以及没有信心的时候。

刚出生的宝宝，如果迟迟不肯吃奶，可能是由于宝宝经历了难产，还很累；或者是助产士"推搡"宝宝到妈妈胸前，用力过度，草率地对待宝宝。还可能由于没选对时机——有时为了喂养，叫醒熟睡的宝宝，宝宝会立刻再次入睡。

坐月子

"坐月子"通常能为妈妈和宝宝带来实实在在的好处，即便宝宝吃奶很顺利，这样做也大有裨益。不过这也需要一点儿家人的帮助，如果你还有其他的孩子要照顾，那么你就更需要伴侣或家人，以及好朋友的支持与配合。尽量多和宝宝在一起，别让宝宝离你而睡。你不需要做太多，可以请家人帮你拿来食物和水。除了抱着宝宝、喂养宝宝和你自己吃东西等活动之外，其他家务事都不需要你做。看书、听广播或音乐当然可以。多数社会观念已经完全接受了这一观念：妈妈和宝宝需要在一起度过安静时间，家务琐事先让其他人去做吧。

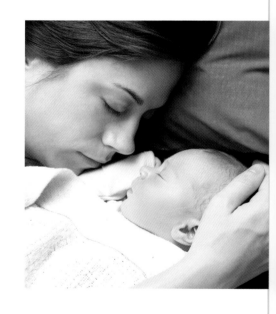

当宝宝趴在妈妈胸前，表现出不情愿吃奶的时候，他会弯曲自己的背躲避喂养，或是哭泣、转过小脑袋，有时甚至很快"转换"成睡眠模式。

以下是改善这种情况的方法：

- 多点耐心，避免过于用力地对待宝宝的头部和身体，可以抱着他或让他依偎在怀里。

- 生物学喂养姿势（见57页）可以自然地激发母子依恋情感——你也可以在浴池里尝试这种喂养方式，确保宝宝保持温暖，从他的后背上方倾倒温水，保持他的头部露在水面上。因为你可能会不小心睡着，必须有其他人保持清醒并陪伴着你们。

- 快速回应宝宝发出的吃奶信号，如嚅动小嘴、摆动小手、转动脑袋（见55页）——在宝宝哭之前，妈妈应该尽快让宝宝吃到奶。

如果宝宝尚在学习如何正确吃奶，你需要挤出乳汁以保持乳房分泌足够的奶水。可以改用奶瓶或专门用来喂养的杯子。你可能听说过"乳头混淆"——有人认为，习惯了奶瓶的宝宝就不会吃母乳。对此，还没有研究证实，而且许多有经验的母乳喂养顾问认为，这还没有到令人担心的地步。如果母乳分泌量持续充足，那么当宝宝靠近妈妈胸前时，他会被乳汁吸引，会重新喜欢吮吸乳汁。如果母乳分泌量过低，对宝宝来说，"高产量"的奶瓶肯定是他的不二之选。

有些宝宝长期拒绝母乳喂养而没有明显原因。这样的事例很少见，但也确有发生，让这些妈妈感到不知所措。然而，宝宝有时会有惊人的表现——几周后，他便完全恢复如初，能正确地含乳吃奶。问题就在于，这种情况无法预测。

几个月大的宝宝在一段时期的顺利母乳喂养后，会"拒绝吃奶"。有时，你能一下就找到宝宝拒绝吃奶的原因——可能宝宝在吃奶的时候，被大的响动吓到；或者被不熟悉的人抱了起来。然而，你常常不能发现原因。你可以通过以下方式来扭转宝宝罢吃的状态：

- 对于较小的宝宝，你可以采取前面那些建议。

- 在宝宝表现出疲惫或快要睡着时喂他。

- 通过站起来或其他很少用的姿势喂养宝宝（对于宝宝来说，奇怪的姿势会使他暂时忘记反抗）。

宝宝的耳部感染会引起疼痛，这会引起他突然拒绝吃奶的行为。医生可以迅速做出诊断，并治疗感染部位。

母乳喂养与疼痛

母乳喂养对于大多数妈妈，并不是一个痛苦的过程。别去轻信"这真是让人受罪的过程"这样绝对的断言，而忽略了"坚持，一切都会变好"的主张。前一种观念会让妈妈在喂养时有心理阴影。泌乳初期，乳房会变得异常肿胀和敏感。这时，用母乳喂养宝宝变得很艰难，但是当母子间的母乳供求关系逐渐建立后，这个问题就会自然得到解决（见52页）。如果疼痛越来越剧烈，且不是日渐好转，那这种情况就不正常了，需要及时诊治。

有时，宝宝慢慢学会正确的含乳姿势，或妈妈想到一个好办法，使母乳喂养不再那么难受。但是，疼痛感不会在你不作为的情况下自行消失。你需要学习和利用相关知识，有效地缓解疼痛，把沮丧的过程变成愉悦舒适并放松的过程。

乳头疼痛

检查宝宝含乳的方式是否正确，他应该全嘴包住整个乳晕。有时宝宝看起来好像是在吮吸，但是实际上并非如此。如果宝宝含乳的姿势正确（见57页），并且他能够吮吸乳汁，那么这样的喂养应该没有疼痛感。

宝宝含乳时，可以用自己的舌头来控制妈妈的乳房，乳头正好朝咽喉的方向，宝宝用舌头和下巴一起配合挤压妈

妈的乳房（见56～57页）。如果在宝宝吃完奶后，妈妈的乳头端变得扁平（像一支新打开的口红的形状），那是因为受到了宝宝舌头和上腭的挤压。有些宝宝为了更好地吃到奶水，会非常用力地吮吸。如果妈妈的乳头被擦破，上面有小的血泡或血管纹，或者已经完全破损，还在流血，都是由于宝宝吃奶时过度挤压。在这些情况下，妈妈会感到疼痛。

擦伤或破损的乳头需要康复治疗，同

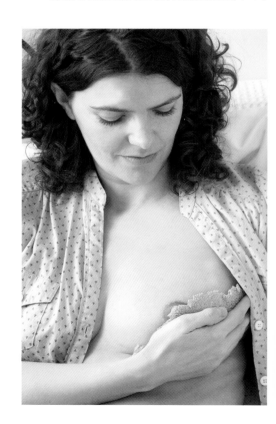

时喂养姿势和含乳姿势也应该得到矫正。"湿性愈合"是指运用一种药物防止伤口结疤，这样做对治疗乳头破损也很有帮助；你可以咨询医生或药剂师，获取这类药物的信息。当然，你也得阅读药物包装上的说明。

尝试用不同的喂养姿势（见58～59页），并且检查一下宝宝是否患有舌系带过短（见77页）。

有时，宝宝的真菌感染，如鹅口疮会感染妈妈的乳头，使乳头疼痛难忍，破损的地方也难以恢复。医生可以开抗真菌药物给妈妈和宝宝（不管宝宝是否有病理症状，他也需要预防性治疗）。

乳房疼痛

乳房上要是出现红色斑块、肿块或肿胀，预示着输乳管发生了堵塞。由于乳房里乳汁胀满，导致输乳管阻塞。

有时，你可以看到白色的点堵塞了乳头上的小孔。乳腺炎（乳房因感染而发炎），将会导致输乳管持续的堵塞。如果你怀疑自己输乳管被堵塞，首先要让阻塞处的乳汁流出来。你可以在每次喂奶时先用这一边乳房进行喂养，然后逐渐增加这边乳房的喂养频率。直接对感染部位进行按摩——如果疼的话，动作轻柔一些——能起到一些帮助。如果按摩几天后，情况还是没有得到改善或感到疼痛加重，伴有发烧，你需要立刻医治。

如果乳腺炎反复发作或输乳管反复堵塞，你需要查明原因。你穿的文胸或内衣合适吗？有没有整晚不换姿势睡觉，一部分乳房长时间受到压迫以致细菌感染？是不是需要长期服用抗生素，感染才不会反复发作？母乳喂养顾问以及相关专家能够发现引起你乳房感染的原因。

乳腺炎可能发展形成脓肿。有时患者不会有疼痛感。抗生素对此有消炎的作用，但是患者最好还是去医院，通过局部麻醉，将脓液彻底清除干净。一般在排出脓液后，患者可以继续喂养。

你感到乳房胀满，是由于新分泌出的乳汁和血管的扩张产生的压力——这是正常现象。放一片卷心菜叶在乳房下，这样不适感会得到部分缓解

泌乳量

妈妈的乳汁量不足是停止喂养母乳的常见原因。如果宝宝在吃奶时，烦躁或哭泣，而且不睡觉，即使睡着了时间

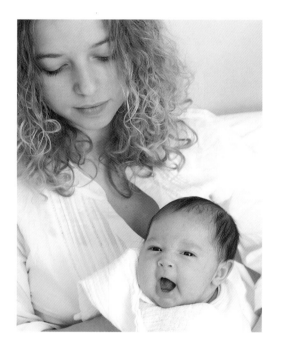

也不长，妈妈应怀疑宝宝吃奶量不足。

我们习惯用量化标准来衡量事物，但是我们不可能测量有多少乳汁进入宝宝的胃里。你只能根据宝宝的需求来喂养。事实上，由于每个宝宝的胃口和需求量都不同，我们没有一个具体的衡量标准。通常来讲，如果宝宝的体重像父母期望的那样逐渐增加，宝宝表现出满足感，身体也很健康，生长发育正常，每天都需要换几次尿布，那就说明宝宝吃的奶量足够。出生第一周，宝宝将会开始产生尿液。由于现在的一次性尿不湿吸收尿液速度很快，所以很难通过观察尿不湿来判断宝宝的尿量。对于新生儿的第一周，可以推断宝宝吃奶量足够的信号就是排便正常——在出生5天后至少达到一天3次。过了第一周，这个信号就不是很可靠了，因为许多宝宝可以持续几天不排便，但是吃奶一点儿问题也没有。

奶瓶喂养

用奶瓶喂养宝宝的妈妈也会担心喂奶量是否足够。如果宝宝需要更多的配方奶粉，但一次的进食量又不大的话，你可以尝试少量多次地喂他——每次冲调的奶粉少一些，但是一天喂的次数要多一些。

是否吃奶过多？

如果你总感到乳房胀满，如果宝宝体重增加太快（参考134页体重增长图表），如果宝宝在吃奶之后或在两顿之间表现出不舒服，如果宝宝很想吃奶，但随后又吐出来，这都提示妈妈需要改变一下自己过度喂养母乳的行为。一些妈妈非常溺爱自己的宝宝，她们喂给宝宝的母乳多于宝宝实际需要的量。至宝宝五六周大以后，这些现象非常常见。如果你认为这是引起宝宝躁动不安、容易呕吐的原因，试着减少哺乳量，在4~5小时（最长不超过6小时）之内只用一边的乳房进行喂养，这就叫作"限制喂养"。如果另一边乳房感到胀满不舒服，可轻轻地用手挤出适量的乳汁。几天之后，你就能看到改变。

如果你实在担心宝宝没有吃饱——确实会有部分妈妈因为宝宝吃不饱而不得不努力增加泌乳量——增进宝宝消化吸收和妈妈的泌乳量的最简单有效的方法，就是经常喂养宝宝。这些增加乳汁分泌和促进宝宝吸收的简便方法有：

- 当宝宝对妈妈左边的乳房感到疲倦时，换右边喂他，然后再换回左边，如此往复（称为轮换喂养）。
- 在宝宝似乎要吃饱的时候，试着挤压乳房。用你的拇指和其他手指分别在乳房两侧，轻轻地挤压乳房。通过挤压，宝宝还能够吃到最后的高脂奶，进而激起宝宝对吃奶的兴趣，他会吃得更多。同样这也会促进乳汁的分泌。
- 不论白天还是晚上，你都要和宝宝待在一起，回应宝宝每次想要吃奶的信号（请注意宝宝嘴、脑袋、手的动作，见55页）。
- 如果有必要，你可以在宝宝吃奶过程中用手挤出些奶，这相当于对乳房进行额外刺激。这样坚持做几天后，当你觉得一切变得正常，就可以适当减少对乳房的额外刺激。

来自社会和文化的约束

母乳喂养随着人类的进化而改变，虽然母乳喂养不能让每位母亲感到舒适、简单和快乐，但这一本能行为也不至于完全消失。然而，涉及社会和文化，就出现了与动物本能完全不同的情况。难道母乳喂养真与现代女性的生活格格不入吗？

现在，在母乳喂养领域存在许多争议，其原因如下：

● 现代人需要或渴望外出参加工作，在工作场所，选择母乳喂养的母亲寥寥无几，她们甚至根本没有机会去喂养孩子。

● 有的母亲认为奶瓶喂养更"正常"，当宝宝到达一定年龄阶段，仍然选择喂母乳似乎有点儿奇怪，或认为这不符合常情。

● 有的母亲意识中就不能接受在公共场所进行母乳喂养，在任何人甚至自己的家人面前都不愿意。

● 出于要照顾家里其他孩子和家人的原因，母亲不能总是很好地回应宝宝的吃奶需求。

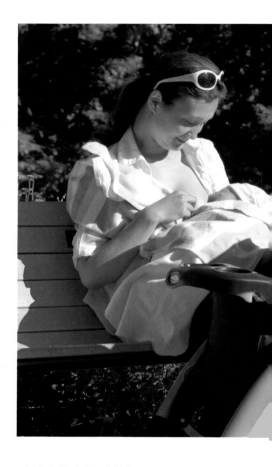

只要妈妈们对母乳喂养有全面的了解，并且知道在不同场合怎样进行母乳喂养，就不会认为母乳喂养不正常了。在母亲自己的生活与养育宝宝的责任之间，很多妈妈存在一定的矛盾心理。宝宝不会遵循你的工作时间表，或许你还得接送其他的孩子上下学。

母乳喂养在不知不觉中会导致不可调和的矛盾，但是，只要家庭成员在适当的时候支持和鼓励妈妈，还是可以化解这些矛盾的。现在的产假福利确保了妈妈不会因为暂时离开工作岗位而造成经济损失；同时，宝宝可以在连续几个月的时间里得到很好的母乳喂养，而且之后，母乳可以混合其他食物继续喂养宝宝（妈妈回去工作后，可由家人代替照顾宝宝）。

那些反对母乳喂养的人没有权利不让母亲们在公共场所喂奶。法律会保护母亲们的权益，任何人不能让她们换地方或停止授乳。母乳喂养还意味着家里人和朋友应该帮助照顾家里的其他孩子，暂时帮忙做家务，当然在这方面，法律不可能做出规定。

如果人们普遍认可母乳喂养是一件很有意义的事情，那么不仅需要妈妈们的决心、工作单位的条件、平等的法律，以及有关的社会机构都应该保障妈妈们进行母乳喂养的权利，直到妈妈决定停止母乳喂养。任何单位或组织，不能在妈妈们返回工作或学习后，让其停止母乳喂养宝宝。

父母可以一起照顾宝宝，这样效率更高。虽然不能将母乳喂养明确分工，但是爸爸可以做一些协助母乳喂养的工作。在宝宝只能喝母乳还不能吃其他东西的头几个月里，家里的活基本应该是爸爸承担的——而当宝宝可以吃其他食物，饮食变得丰富起来时，爸爸又可以帮助妈妈准备宝宝的食物，一起照顾宝宝。

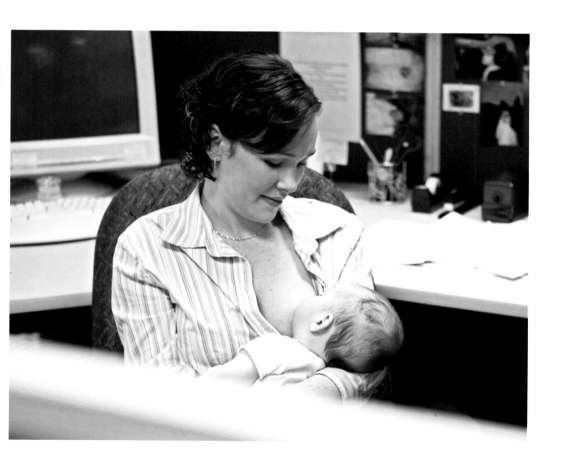

户外的喂养

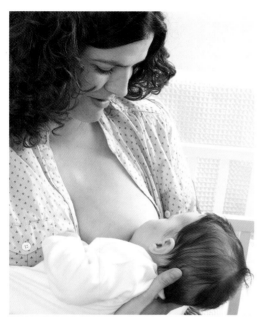

当你外出旅行、参观游览、出门购物，只要你和宝宝一起出门，在外面的广阔世界里，比起奶瓶喂养，母乳是更加简单易行的喂养方式。你不需要额外带工具，几乎不需要做任何准备——不需要容器、保温瓶、水来冲调奶粉。

对于别人的注视，你会形成自己的感受，当你变得更加有经验时，你可能会改变你的思维，更加习惯于在大众面前喂养宝宝，不论在哪个地方。有些妈妈，可能因陌生人看着她而觉得害羞；有些妈妈对于陌生人的眼光，没什么感觉，但是在自己家人和朋友面前喂养时觉得很别扭——或者可能只对某些家人和朋友。还有一些这样的妈妈，她们从来不去多想什么，感觉喂养宝宝没有什么可害羞的，任何时间、任何地方，只要宝宝需要就可以喂。

在英国，保护母亲和婴幼儿的法律和性别平等法规定任何人没有权利妨碍妈妈在公共场所喂养饥饿的宝宝。在苏格兰，妈妈喂养宝宝不论时间地点，人们都普遍能接受。

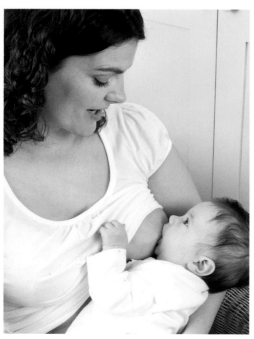

为了使喂养更加容易，不论在家还是在外面，穿着分体式内衣，以及易拉上来或脱下去的外衣，会让宝宝更容易吃到奶。用婴儿背巾将宝宝挂在胸前，这样在走动时也能喂奶

穿着易于哺乳的衣服

如果你能接受宝宝在背巾下面吃奶的话，穿着易于穿脱的衣服将使你更加自信。罩衫的上部最好方便解开，而不是从中间解开并脱下，再穿一件可以解开罩杯的胸罩。乳房较小的妈妈可以直接穿一般的胸罩，从胸罩上面托起乳房喂养宝宝。

大披肩是一个聪明的选择，妈妈可以发挥想象把宝宝包裹在自己身上。有些妈妈用围巾很有创造力，不过有些较大的宝宝抗拒在黑暗处吃奶，他会巧妙地扒开你精心设计的掩护。网上商店会出售"喂养背巾"或披风，就像是巨大的围兜裹住宝宝和你的乳房。宝宝戴的帽子也有出售，帽檐很大，遮挡效果是一样的。但是，几个月大的宝宝可能无法忍受这些东西，它们看起来不太正常。你还可以穿带有标语的衣服，警告外界："宝宝在吃奶，请勿打扰。"

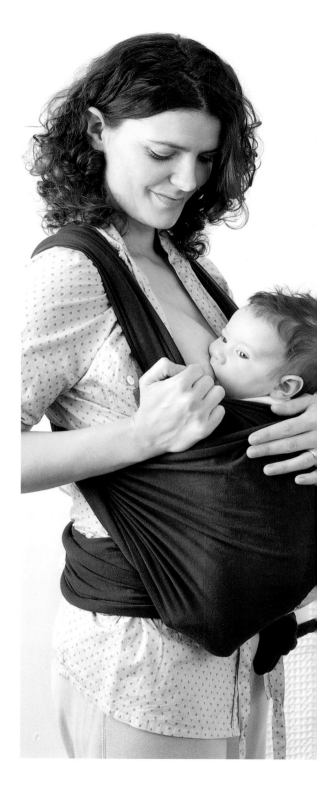

PART 6

用奶瓶喂养

Getting started with bottlefeeding

用奶瓶喂宝宝时，得注意奶瓶喂养应遵循的原则，保证宝宝吃得安全，也吃得满足，同时减少家人和自己的费心劳力，让生活变得轻松一些。如果你选择用奶瓶喂养宝宝，首先你需要记住这不只是一种喂养方式，而是妈妈培养与宝宝情感交流的重要环节。

　　奶瓶喂养不只限于配方奶粉，也常常用于挤出的母乳，如果结合直接的母乳喂养，就是"混合喂养"。然而，妈妈要想顺利地用奶瓶喂宝宝，就需要提前做计划，这将会在Part 7中做详细的介绍，告诉你为什么要选择混合喂养。

　　奶瓶喂养是很常见的喂养方式，很多妈妈每天都会用此方式喂宝宝。但是，不是所有的妈妈都乐意用奶瓶喂养——对于有些不能授乳的母亲，或是不能泌乳的妈妈，用奶瓶喂宝宝会让她们感到失落抑郁——有时，这些妈妈会遭遇异样的眼光，甚至是公然或直接的指责。人们很容易认为用奶瓶喂养宝宝的妈妈感觉很好，即使这些妈妈内心其实很难过或很纠结。这一章将给在奶瓶或配方奶喂养过程中遇到困难的妈妈一些建议，帮她们渡过难关。

奶瓶喂养的准备工作

如果你打算完全用奶瓶喂宝宝，你需要提前准备多个奶瓶和奶嘴——一般建议每样各准备6个。当然你可以超过这个数，但是6个的意义在于你可以一次性清洗杀菌多个瓶子和奶嘴，或许一天一次，这样在你每天需要的时候，都能用到干净的奶瓶和奶嘴。

如果你在使用配方奶粉，你需要选择一种类型的配方奶粉（不同类型配方奶粉的介绍见40～41页）。如果你需要挤出母乳喂养宝宝，那么你得有一个吸乳器。当然这不是绝对必需的，有些妈妈自己用手挤，只要掌握技巧，也能有效地挤出乳汁来，但是多数妈妈喜欢用吸乳器，特别是对于那些经常使用吸乳器挤母乳的妈妈，她们觉得这样更加方便省事（见106～107页）。

用奶瓶喂养，清洁工具也是必备物品，例如用来刷奶瓶和奶嘴的刷子，还有消毒工具。

对制作奶瓶和奶嘴的技术，各大商家一直在不断地寻求创新和改良，以便迎合更多宝宝的需求。许多制造商宣传自己的产品更具有人性化，更能让宝宝舒适满足，并强调配方奶产品类似于母乳且优于母乳，不易导致消化不良以及腹绞痛，进而大肆做广告。对此，妈妈们会形成自己的想法和倾向，同样宝宝也会挑剔——有些宝宝着实让妈妈伤透脑筋。

奶瓶

现在市场上充斥着各式各样的奶瓶。在英国和许多国家，所有的奶瓶都是"不含双酚A"的无毒奶瓶，也就是制造原料聚碳酸酯塑料不含有双酚A。这种化学原料引起的争议已有多年，因为它会给宝宝的健康，特别对体内激素带来意想不到的影响。现在的市场上很难发现玻璃奶瓶，但是你可以上网购买。年幼的婴儿每次的

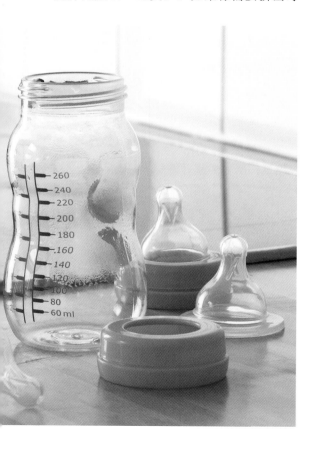

吃奶量都很少，所以家长只需买125毫升容量的奶瓶。市场上还有大容量的奶瓶可供选择，如果你愿意，可以一开始就买240毫升容量的奶瓶。防胀气奶瓶，由于真空导管的作用，婴儿吃奶时就不会吸入大量的奶液气泡——有些新手家长认为防胀气奶瓶和奶嘴非常好用，能有效地减少宝宝在吃完奶后出现的不适感。但是，另一些家长觉得用或者不用没有明显的差别。当然，宝宝不明原因地哭泣不能总归咎于"胀气"，进入宝宝胃里的空气也不总是引起宝宝不适的罪魁祸首。

有的奶瓶带有热传感器，用来测量奶液是否过热。虽然这不是必要的功能，但是，如果你对冷热的感知不够敏感，那么这个小装置就能派上用场。

一次性的奶瓶、奶嘴，或者多效合一的奶瓶、奶嘴，妈妈都应该准备4～5套。每天使用这种一次性套装当然很不划算，但是在某些特殊情况下，比如外出旅游时使用则非常方便。

还有一种经过消毒的一次性塑料内胆，这种一次性的薄塑料内胆可以安装在奶瓶内。将奶注入内胆内，当宝宝吸出奶后，内胆就会因外周的空气压力而瘪坍。这样的设计是为了减少空气进入宝宝的胃里。而且，不用清洗奶瓶，只要将一次性内胆取出扔掉。当你外出的时候，很可能没有条件清洗奶瓶，那么使用这样的内胆就很方便了。

奶嘴

选择一个适合宝宝的奶嘴，通常要根据宝宝自己的喜好。妈妈一般要让宝宝尝

不建议使用

- 磨损或是用旧的奶瓶，这样的奶瓶很难清洗干净。
- 用过的奶瓶，也许是前一个孩子用过的，或是别人给你的。这些奶瓶由于不知是什么时间生产的，很可能含有双酚A（见上一页）。
- 奶嘴变得黏糊糊的或已破裂。

试几种奶嘴，最终找到适合宝宝的。较小的宝宝喜欢用"新生儿专用"的控制流量的奶嘴，当宝宝长大一点儿，妈妈可以换成中等流量的奶嘴，最后当宝宝自己能够控制流量，再换成快速流量奶嘴。

奶嘴是用乳胶和硅树脂为原料制成的。乳胶比较柔软，而硅树脂有更长的使用寿命。虽然许多奶嘴都是标准大小，也适合各种不同的奶瓶，但是有些奶嘴只适合与其搭配的奶瓶，所以妈妈在选择的时候，要细心一些，在买之前仔细阅读包装上的说明。"普通"奶嘴的出口是一个小洞，有些是一条线。此外，一些奶嘴的说明书上宣称其产品有"畸齿矫正"的功效；有些则宣传其奶嘴的口感与母乳喂养的感觉一样；还有一些奶嘴能够随意调节流量，你只要180度转动奶瓶的口，流量就会改变。有些奶嘴还有通气孔，能减少奶瓶中的空气进入宝宝嘴里，还可以控制奶流量的大小。我们现在还没有依据证明某个奶嘴就比另一种的好，或是奶嘴和乳头是否有一样的感觉，但是不同类型的奶嘴，确实都有喜欢使用它们的宝宝。

配方奶粉和奶瓶的准备

做好清洁工作以及喂养前的准备工作，对于吃配方奶粉的宝宝的健康安全尤为重要。食用配方奶粉的宝宝不能得到来自母乳的免疫抗体，给病原微生物留下可乘之机，极易发生感染性疾病。例如，配方奶粉中可能会混入细菌，如沙门氏菌等细菌，但这只是个别情况。奶粉和盒装液态配方婴儿奶，都是经过高温处理和灭菌的。食用配方奶粉的宝宝比较容易患肠胃炎、呼吸道感染以及中耳炎。在每次冲调奶粉前，家长需要认真地做准备工作，确保奶瓶被清洗干净，这不仅能减少对宝宝的危害，而且家长也放心。有些新手妈妈像是得了强迫症，对于配方奶粉过于谨慎或紧张，其实只需要坚持做好准备工作，就能形成习惯，应对自如。每个家长都有自己准备工作的固定套路，但不论是用配方奶粉还是挤母乳，首当其冲的都是清洗消毒奶瓶等用具。

冲调奶粉

你可以向健康咨询机构索要或购买一本喂养指南，提醒自己应该怎样做，直到你可以熟练掌握。这是一个不错的做法，你可以和家人一起分享新知识，如近年对冲调奶粉水温要求的变化等。喂养指南还包括了有关罐装和袋装配方奶粉的详细介绍。

准备奶瓶有两个基本步骤，按照使用说明书的提示，在一个干净的地方进行，手也要保持干净。

首先，拿出干净的奶瓶，倒入适量的温开水，不同品牌的奶粉对冲调水温有不同的要求。然后往奶瓶里加入适量的奶粉，盖上盖子，装上奶嘴，接着安上固定环（奶瓶颈部的塑料环，用于固定奶嘴与奶瓶）用力拧紧。轻轻地摇晃

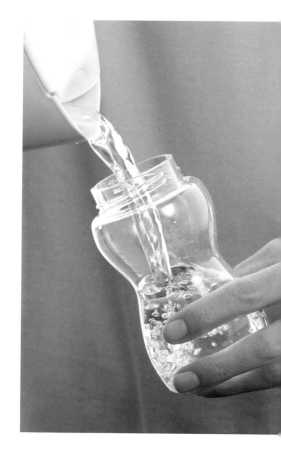

奶瓶几次，致使奶粉完全溶解（手不要接触奶嘴）。最后，可以放在温奶器中，调节奶的温度。喂奶之前，检查奶的温度是否适宜，不能太热。滴几滴奶在你的手腕上——如果与人的体温差不多，那就正好。

质量合格的配方奶粉，其组成成分是经过专业调配的，应及时喂给宝宝喝，以降低细菌繁殖的危险和疾病的发生率。英国健康部门近日发布的《指南》来自联合国儿童基金会，推荐较小的婴儿或免疫力低下的婴儿（患儿、早产儿或其他缺乏抵抗力的婴儿）应该食用新鲜的配方奶粉或液体配方奶。对于液体配方奶，应该将其从盒子里倒入消毒过的奶瓶里，温奶后喂给婴儿。

妈妈很难在每次喂养前都做全套准备工作，目前的健康指南出于实用的目的，指出可以给宝宝提前24小时储存冲好的配方奶粉，最好放在冰箱里保存。但

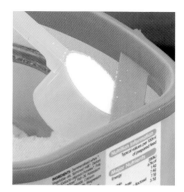

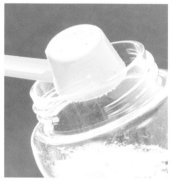

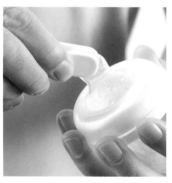

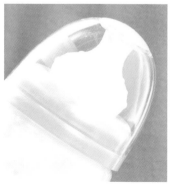

是，要确保冲调配方奶粉的方法正确，奶瓶必须盖好（奶瓶上面的橡胶圈能起到很好的密封作用），如果你储存的是带有奶嘴的奶瓶，最好把上面的罩子盖上，确保奶嘴干净卫生。

许多新手父母一次性冲泡好儿瓶配方奶粉，准备一天或半天的量，把奶瓶储存在冰箱里，需要的时候再取出来。我们建议你最好咨询一下健康顾问，如果你的宝宝还是新生儿，大约一个月大，最好喂他新鲜的液态奶或现冲调的新鲜配方奶粉。随着宝宝抵抗力和消化功能的增强，你可以给宝宝喂提前冲调好的配方奶粉。

奶瓶的清洗与消毒

因为温热的奶是细菌最好的滋生地，所以彻底清洗奶瓶、奶嘴以及其他小部件，如瓶盖、固定环，显得至关重要。在英国，专家建议家长必须做好消毒工作。不论用什么方式消毒，只要对家长来说还算方便，就必须做到。

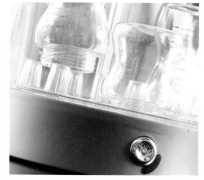

而在有的国家，新手父母先用洗碗机中循环的热水洗一遍，再用手配合刷子彻底洗一遍，最后让水分蒸发直到变干。

不用洗碗机的其他消毒办法

你有自己的选择标准——方便清洗或方便使用——所以你的选择会涉及：价格、操作方便以及占用空间等因素。制造商一如既往地在进行创新设计，改进消毒工具的功能。只要你登录育儿论坛或网站，就会看到许多用户对不同消毒方法提出的意见和建议。

电动蒸汽消毒机

你可以把这类消毒机直接安装在厨房，它只需几分钟时间就能清洗干净奶瓶等，也可以用来储存奶瓶。

消毒剂

把奶瓶泡在装满水的容器里，你还需要把消毒液或消毒药片溶解在水里，然后再泡上30分钟。随后，用净水冲洗干净，彻底去除消毒剂。

煮沸消毒

你需要用足够大的蒸煮锅，把奶瓶、奶嘴及各个小部件蒸或煮沸10分钟。需要注意的是，你把它们从热水里取出来时要避免烫伤，除非等到水冷却下来，你才可以直接用手去拿。

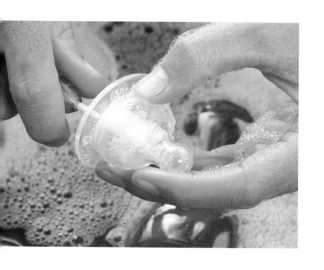

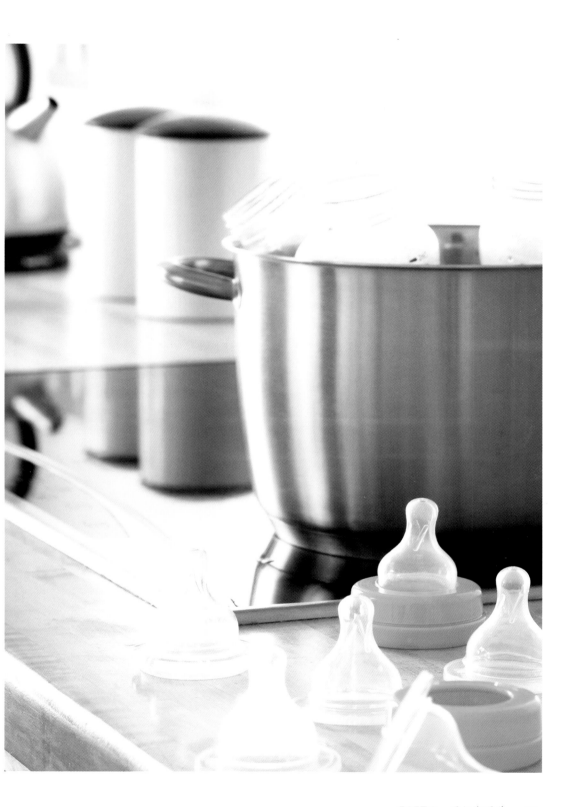

配方奶粉的选择与喂奶量

您还可以在本书Part3中看到不同类型配方奶粉的概要（见40～41页）。

怎样选择配方奶粉

在为宝宝选择配方奶粉时，你可以向健康顾问咨询。要是你的孩子需要特殊配方奶粉，请选择在你的所在地能买到的品牌，以防宝宝吃完以后，不能立刻买到。选择奶粉的时候，主要依据宝宝的年龄，但第一阶段的新生儿奶粉适用于各个年龄段，如果宝宝喜欢的话，可以不必更换。

很多妈妈要是认准一种牌子的奶粉，一般不会更换其他牌子的奶粉。她们认为宝宝应该一直吃一种牌子的奶粉。其实也没有证据表明，总是换用不同牌子的奶粉会对宝宝产生不好的影响。有些新手父母常常更换不同品牌，主要是由于他们的宝宝患有腹泻、便秘或胀气。要是宝宝有这些症状，而且长期得不到改善，换用其他牌子的奶粉或许是个不错的尝试。但是，有时出现上述症状不是奶粉的原因，家长可以咨询一下健康顾问。

有些标有"易消化"功效的奶粉，主要针对那些反复发作，并且有轻度消化系统失调的婴儿。这种配方奶粉不同于其他普通配方奶粉，主要是因为里面含有已分解的蛋白质，所以宝宝很容易消化吸收。此外，配方奶粉中的益生元（可促进消化

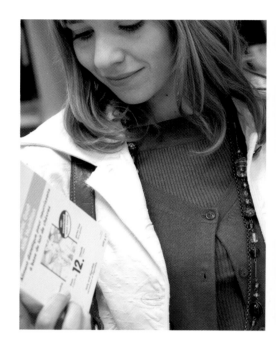

和有益菌群的生长）有助于宝宝排便，缓解便秘症状。

怎样估算喂奶量

对于配方奶粉喂养的宝宝，你不能硬性规定每次的喂奶量。不同配方奶粉的包装上会注明参考使用量，但需要灵活掌握——宝宝是最好的调控者。一些实践经验得出的估算法会告诉你宝宝该吃多少，如根据宝宝的体重，每24小时，按照每千克体重供应约150毫升的标准喂养。但是在实际生活中，健康的宝宝应该吃多少，最好不要刻板地根据这些计算方法来决

定，也不要在宝宝想吃更多奶时，拒绝他，除非有专业人士建议你这样做。

在母乳喂养期间，如果只是偶尔用奶瓶喂养，估算法倒是很管用，它有助于估算宝宝需要的奶量，然后据此做好准备。宝宝一天的喂养总量除以喂养次数，就是宝宝每次喂养需要冲调的配方奶粉量。如果宝宝体重为5千克，且只吃配方奶粉，他一天就需要吃差不多750毫升的配方奶粉。如果宝宝一天得喂10次，那么每次吃的量就是75毫升。但是，为了应对宝宝一次不够吃，最好每次冲调100毫升配方奶粉。要是宝宝的体重为8千克，他在24小时内需要吃1200毫升的奶，每天喂奶次数只有6次，每次就得喂200毫升。

一般来说，只用奶粉喂养的宝宝的进食量，会随着他们的成长发育而增加。有调查研究显示，吃母乳的宝宝在出生3个月后，吃母乳的量就趋于稳定。而用奶瓶喂养的宝宝的吃奶量比刚开始时增加了几倍，同时喂养次数有所减少。一般新生儿可能一天需要吃8～10小瓶的配方奶粉，但是到了3个月大的时候，他一天就需要吃6～7大瓶的配方奶粉。

作为新手父母，其实不必纠结于宝宝应该吃多少，以及一天应该吃几次。每个宝宝都是不同的个体，他们的个性和胃口决定了他们吃多少、何时吃。宝宝是父母最好的喂养指导员——他的体重、健康、发育，以及行为等才是父母需要综合考虑的因素。

凉奶还是温奶

你可以把冲调好的奶直接从冰箱里取出喂宝宝，只要宝宝没有拒绝而且很乐意接受。不要理所当然地认为宝宝不喜欢吃凉奶，如果他喜欢的话，就帮你省了不少事，起码减少了热奶的麻烦，而且，宝宝也不必焦急地等待着。对于新生儿和那些不喜欢喝凉奶的宝宝，妈妈就需要给奶加热。你可以把奶瓶立在装有热水的容器里或放在温奶器里进行加热。如果要用微波炉热奶，就需要格外小心——最好选择适用于微波炉的玻璃奶瓶，取下硅胶奶嘴等部件，先加热一会儿，然后取出来摇晃几次，防止奶液受热不均，过热的部分会烫伤宝宝。目前，大众舆论认为，微波炉加热牛奶会破坏里面的营养成分，这种说法目前还没有确凿的科学依据。

测试奶液温度的时候，需要特别小心。在给宝宝喂奶之前，先滴几滴奶液在你的手腕处进行试温（见93页）。

注释：不能将宝宝喝剩的配方奶放入冰箱冷藏并再次喂宝宝，应该及时将其处理掉。

怎样用奶瓶喂宝宝

奶瓶喂养不只是将配方奶送到宝宝嘴里那样简单。此过程应该像母乳喂养一样，是妈妈和宝宝建立亲密关系、交流互动的重要环节。

妈妈要对宝宝想吃奶的举动格外注意——他会转动头、挥舞小手、蹬着小腿，要是等待时间过长他就会变得焦躁不安（见55页）！在宝宝饥饿的时候，不要让他长时间等待。宝宝需要你对他发出的信号做出及时的回应。通过及时的回应，能让宝宝建立对父母的信任感以及自信心。

用奶瓶喂宝宝时，你应该抱起宝宝贴近你的身体——越近越好，同时也得留下能够舒适拿住奶瓶的空间。避免让宝宝平躺在你怀里，以防奶液直接流入嘴里，不利于宝宝学会吮吸、吞咽等配合动作，这样做还容易呛到宝宝。半斜躺是一个比较适合宝宝吃奶的姿势。

要想让宝宝张嘴含住奶嘴，可以用奶嘴多次触碰他的上唇，并且在他张嘴时，轻轻地将奶嘴放入他嘴里，让宝宝自己将奶嘴含入嘴中。一般不建议用劲将奶嘴戳入或旋转塞入宝宝嘴里。

妈妈给宝宝喂奶时，应该将奶瓶倾斜，这样奶嘴里也能充满奶水。宝宝会用自己的舌头和嘴"配合"吮吸奶嘴，以及控制奶液的流量。观察宝宝，看看奶嘴是否适合他——市场上有各式各样的奶嘴，总有一款最适合宝宝（见91页）。

还可以采用"分步"喂养法，在宝宝吮吸奶嘴的动作逐渐缓慢时，拿走奶嘴，等一会儿再让他继续吃，以防止宝宝一次吃得太快太多。如果宝宝吃饱后，你仍然让宝宝含着奶嘴，奶瓶中的奶水有可能继续流入宝宝嘴里，造成宝宝被动进食。

如果宝宝扭动身体或变得不安，他可能需要换个舒服或易于打嗝的姿势。你可以尝试这些方法。

- 将宝宝扶着坐起来。
- 抱起宝宝，让他趴在你的肩膀上（之前要将一条毛巾垫在肩膀上）。
- 让宝宝趴在你的大腿上。

如果宝宝吃的奶已经超出预定的量，他还迟迟不肯放开奶嘴，请不要担心。你不要因为某种外界的压力，逼迫自己必须按照定量喂宝宝。要以宝宝自己的意愿、体重、发育情况作为参考。当宝宝推开奶嘴、不愿张嘴、不愿再含住奶嘴，或者不再用力吮吸奶嘴时，说明宝宝可能已经吃饱了。

宝宝吃奶之后，出现溢乳或吐奶，属于正常现象，医学术语称之为"胃食道反流"。因此，最好准备一条小毛巾，随时擦去流出的奶水！有些宝宝能够很好地打嗝，将吞进胃里的气体排出。对于那些容易胀气，出现不适的宝宝，应该咨询保健顾问或医师。

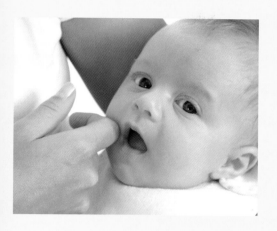

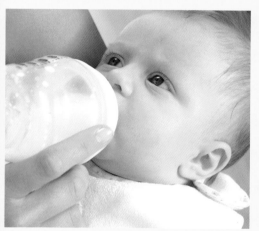

户外喂养

　　当你离家外出时，身边一般没有烧热水的设备，你需要提前做好准备工作。

- 清洗消毒奶瓶、奶嘴，用盖子盖住奶嘴，以防污染。
- 计算好配方奶粉的量，可以购买专用的奶粉分隔定量容器，但也要消毒。
- 将热水装入干净的暖水瓶中。
- 冲调奶粉时，先从保温瓶里倒出适量的热水在奶瓶里，然后放入奶粉。试一下奶液的温度，调节奶瓶和奶液的温度，防止烫伤宝宝。

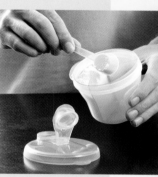

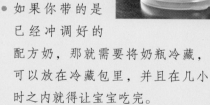

- 如果你带的是已经冲调好的配方奶，那就需要将奶瓶冷藏，可以放在冷藏包里，并且在几小时之内就得让宝宝吃完。
- 你也可以携带盒装的液态配方奶和干净的空奶瓶。

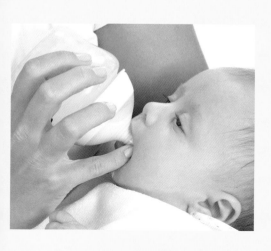

与宝宝建立亲密的感情

有时候，妈妈不得不请其他人帮忙喂养宝宝，但是妈妈有义务成为宝宝的主要喂养者，因为这对宝宝社交经验的获得、情感的发展来说是非常重要的，这些与妈妈息息相关。妈妈只有努力做好这些，才能让宝宝感受到与母乳喂养一样的待遇。

奶瓶喂养最大的优势——任何人都可以喂宝宝——同时也是潜在的最大缺陷。宝宝定期被朋友、家人或其他看护者"轮换喂养"，甚至有些宝宝吃奶的过程中被更换了喂养者。这些都不利于他们身体和心理的发育成长，不利于他们获得情感体验和母爱。有些宝宝对于更换喂养者导致的混乱、没有很好地被安抚、离开母亲，以及喂养不当等会出现明显的不适反应。

如果其他人仅仅是帮你冲调奶粉或准备奶瓶——为了让你休息一会儿，这是可以的，但是没有必要让其他人通过喂养宝宝与

奶瓶喂养的姿势

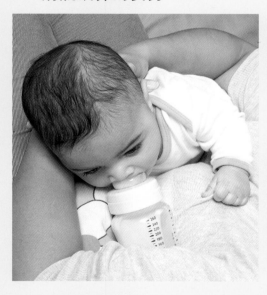

用胳膊夹住奶瓶，模仿母乳喂养的姿势

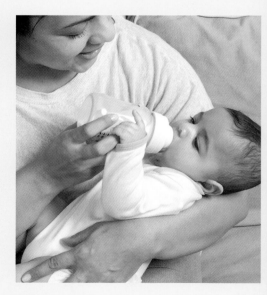

摇篮式抱着宝宝

之建立亲密关系。当然，如果只是偶尔让别人代你照顾，不会对宝宝造成不良影响。

你需要向家人解释，妈妈理应成为宝宝的主要喂养照顾者，其他人不能接管这个重要角色。这不是因为妈妈自私，而是因为母子关系的建立对宝宝的一生都有重要意义。

在用奶瓶喂宝宝的时候，妈妈应该享受这一亲密过程，关爱地看着宝宝，说些话语或进行各种形式的交流。妈妈应该对宝宝发出的各种信号做出回应，如吃饱了、吃累了想休息一会儿、想继续吃、想打嗝或换个姿势等。不要每次都以同样的姿势和方向抱着宝宝喂奶。因为母乳喂养的宝宝会看到不同角度的妈妈，形成不同的"视野"感受，所以选择奶瓶喂养的妈妈也可以模仿母乳喂养的抱姿。

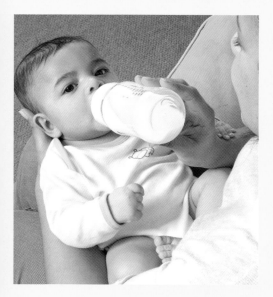

面对妈妈

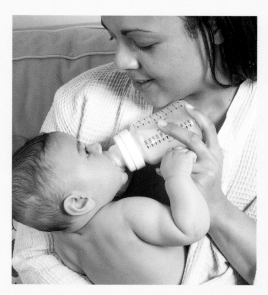

肌肤贴近

配方奶粉喂养导致的情感问题

大多数用奶瓶喂养的宝宝，之前或多或少都吃过母乳。在宝宝6周大之前，很多妈妈停止了母乳喂养，其实她们中的多数还是想继续母乳喂养的，但是无奈因某种原因乳汁分泌出了问题。这些妈妈因此而十分纠结。

如果您也改用配方奶粉喂养宝宝，特别在初期，或许也会出现下面某些感触和经历。

- 结束了母乳喂养困境中的挣扎与纠结。
- 失去亲自体验喂养宝宝的经历，感到失落而又伤心，甚至悲痛。
- 感激他人，帮助你喂养宝宝。
- 愧疚感，喂宝宝奶粉而不是母乳违背了自己的初衷。
- 自由感，因为喂母乳的妈妈无法长时间离开宝宝。
- 对自己感到生气，产生挫败感，也可能对身边没有帮助你的人，甚至对宝宝感到生气。
- 对于"难道你不喂宝宝母乳吗？"这样的问话感到抵触和敏感，易生气。
- 担心其他人对你用奶瓶喂宝宝有看法。即使没有人说什么，你也会想象人们的各种看法。
- 希望别人知道你想用母乳喂宝宝，理解你的处境。
- 在其他人的面前，觉得用奶瓶喂宝宝很尴尬。
- 奶瓶喂养遇到的诸多问题，如选什么品牌的奶粉、对宝宝健康的影响、怎样安全使用它，这些都让你感到困扰不已。

有些妈妈长时间处于消极的情绪中，甚至长达几年，对于自己使用配方奶粉感到愧疚，或者经常看到广告上宣传母乳喂养的诸多"好处"，以及配方奶粉存在的"危险"，就会激起自我防御意识而产生抵触和低落的情绪。

我在"喂养支持"工作中发现，很多母亲的负面情绪被忽视了，即使被发现，也被视为无关紧要的事。很多表达了自己的担忧的妈妈，得到的回答仅仅是"现在的配方奶喂养和母乳喂养没有多大区别""不要因为别人的话而感到愧疚""如果你喜欢配方奶喂养，那宝宝也会喜欢"……

有些不喜欢或藐视母乳喂养的人，会用一些强烈而又偏激的词语，如"母乳黑手党""乳头纳粹"等。这些绰号都是我曾经在报纸专栏或网上看到的。这些人通常是母乳喂养不顺利的妈妈、因奶瓶喂养而感到愧疚的妈妈，以及在压力下被迫选择母乳喂养的妈妈。

有关研究证实，喂养方式引发的上述负面情绪是真实而令人担忧的。而且，配方奶粉相关的信息很少，如怎样选择配方奶粉、怎样使用配方奶粉，继而加重了母亲们的孤独无助和困惑。

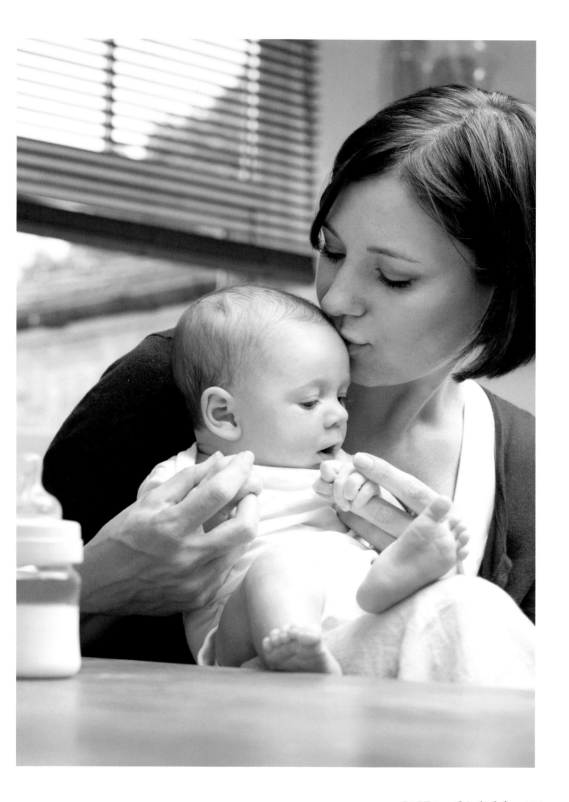

由于缺乏知识和支持而产生低落情绪的不仅仅只有选择配方奶粉的妈妈，在过去的20～30年间，母乳喂养的人数在不断增多，而社会接受度和支持力度（如母乳喂养咨询与支持服务、弹性工作时间等）却没有相应提高。配方奶粉方面的知识仍然甚少，商品宣传信息又非常多，无法帮助妈妈们获得自信。因此，就难怪有些妈妈对于"母乳喂养宣传组织"表达不满，甚至是恼怒。

如果你是使用配方奶粉的妈妈，在看到提倡母乳喂养的广告、宣传册或文章时，难免有敏感或抵触情绪，试试下面的做法。

- 坚信今后向你提及宝宝喂养方面问题的人会越来越少。
- 告诉别人他的问题让你感到不快——他们会知趣地转换话题。
- 不要感到愧疚！当然说比做容易，把"愧疚"留给那些故意做错事情的人。你全心全意地为宝宝着想，不应该感到"愧疚"。
- 你需要正视自己的悲伤和愧疚，把这些看作为人父母无法回避的担当。
- 看看统计数字，你的心态也许会平衡一些——绝大多数的宝宝（在英国大约有98%的宝宝）在某种情况下会食用配方奶粉，所以你做的是一件再正常不过的事情。
- 享受喂养宝宝的过程——享受与宝宝的亲密接触和互相交流。
- 如果你对其他人的言语或目光感到敏感或不快，你可以严肃地在心里告诉自己——别人很有可能没有什么特别的想法，只是偷看一眼你可爱的宝宝。没有人有权利评判你。任何善良的人或是爱你的亲人根本不会责难你没有用母乳喂养宝宝。
- 如果你愿意，尝试一下维持自己的乳汁分泌，在配方奶粉喂养宝宝的同时，混合母乳喂养（见Part7中的混合喂养，112～113页）。

所有的妈妈都希望身边的人能够鼓励和支持自己。无论是为了全程配方奶喂养，还是混合喂养，您都有权利获得配方奶方面的知识。健康顾问若以"由于我们致力于推广母乳喂养的工作，所以无法告诉你配方奶方面的知识"回答你，虽然令人非常诧异，但确有其事。这是对工作不负责任的表现。向那些能够告诉你怎么做的人寻求帮助——当然你也可以投诉拒绝帮助你的人。

特殊情况

有些宝宝由于口腔或下颌有异常，如唇裂、腭裂等，不会吮吸奶嘴（或乳头）。生病或早产婴儿一般会在吮吸、吞咽、呼吸这一系列配合动作方面出现困难。患有唐氏综合征的婴儿也会出现上述问题。

特制奶嘴和奶瓶（例如唇腭裂宝宝专用的特殊喂养奶瓶）可以解决吮吸的问题。儿科医生应该尊重父母的选择，提供有关信息和建议，并告诉你，在哪能够买到这种特殊奶瓶和奶嘴，以及怎样有效地使用它们。

双胞胎或三胞胎

同时用奶瓶喂两个宝宝，虽然很难，但不是不可能做到。一种方式是同时喂奶，将两个宝宝放在辅助喂奶的垫子上，面对面看着他们，两只手各拿一个奶瓶喂奶。另一种方式是单独喂养每个宝宝。有些双胞胎的父母会这样做，可以让每个宝宝都体会到摇篮式或肌肤贴近式的喂养，同时父母也能充分给予每个宝宝认真的呵护与关照。但是，如果两个宝宝同时饿了，都变得焦躁不安，而只有你一人时，情况就比较棘手。所以父母需要一起分担喂养照顾宝宝的工作，这样每个宝宝也都有机会和父母在一起。

如果是三胞胎的父母，那么很明显，同时喂奶的方式不适合你们，一个人不可能同时喂三个宝宝——手就明显不够用！

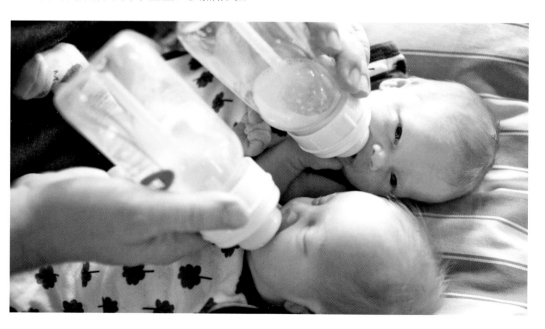

挤母乳

大多数妈妈在哺乳期间，都会需要挤出乳汁，用奶瓶喂养宝宝。原因如下：

- 出于某些原因，宝宝不能直接从妈妈那里得到喂养，或者喂养进行得不顺利（一般是吮吸困难，或许由于宝宝太小，生病了或早产）。
- 你不在宝宝身边，可能你需要休息或睡一整夜！
- 你得出去工作。
- 你只是单纯地想用奶瓶喂宝宝。
- 你感到乳头疼痛，乳头已经破裂或磨损，这需要一段时间的休养治疗。

挤母乳是一项非常有用的技术，可以实现用奶瓶代替乳房喂养宝宝。这看似有"可以让妈妈休息一下"的好处，但其实还有一些隐患——用奶瓶喂养会造成乳房排空的时间间隔变长，短期内你会觉得乳房胀痛，中长期会引起乳汁分泌量减少。

如果你决定挤出乳汁，用奶瓶喂养宝宝，请阅读Part7有关混合喂养的知识（见112～113页）。

有时你挤出的乳汁不能喂给宝宝吃，例如，你在服药期间，服用的药不适合宝宝摄入，母乳喂养只能暂停，但是你还得挤母乳，以确保维持正常的泌乳水平。

偶尔用手轻轻地挤母乳，可以帮助你缓解输乳管堵塞或乳腺炎的症状（见81页），这时候的乳汁可以用来喂养宝宝，或者你可以先冷藏起来以备稍后再用。

挤母乳

你可以用手或吸奶器挤母乳。手动吸奶器比电动的便宜许多，但是有点儿不太方便使用。用手挤母乳是最省钱的办法，而且一些妈妈也做得非常好，但是如果你需要一天挤上好多次，那就有些困难了。

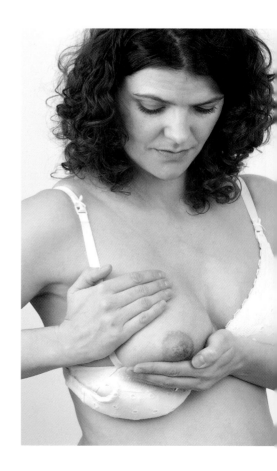

用手挤母乳

1. 放松、舒适地坐着或站着，在你前方放一张桌子，桌子上放一个已消过毒的碗，它的高度正好和乳房高度一致。

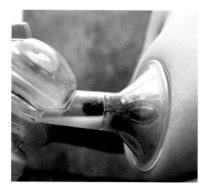

2. 用一只手温柔地托起乳房，另一只手从乳房上方开始往乳头处抚摸挤压（见左页图）。

3. 将拇指和其余手指并拢放在乳头上方2厘米处，温柔地挤压乳房。你可能需要多次尝试。不断从乳房的不同部位朝乳头方向挤压，这样可以尽可能地排空乳房。一般情况下，首先会流出几滴，接着有乳汁喷出，这就是刺激产生的溢乳反射（见54页）。

4. 当左侧乳房不再有乳汁喷出，变成滴状，就要换右侧乳房；有些妈妈发现再次挤压左侧乳房时还能挤出乳汁，即每个乳房各挤两次乳汁。

手动吸奶器还是电动吸奶器

使用吸奶器的妈妈会发现自己适合某一种类型的吸奶器，其他种类的就不适合。最好事先咨询用过的妈妈，或者选择能够提供试用服务的商家。

吸奶器的边缘要能够罩住乳头和乳晕，在抽吸的同时，吸奶器的容器收集分泌出的乳汁。

有些电动吸奶器能够同时吸两边的乳房，这样同步进行能更加有效地刺激乳房，节约时间。如果你打算租借一个电动吸奶器，记得在每次使用前要给吸奶器罩住乳房的部分和装奶容器进行清洗消毒。

母乳需要挤出多少合适

如果宝宝在特殊护理期，你需要挤母乳，以维持乳汁分泌的水平，直到宝宝能够直接在你怀里吃奶。挤出的乳汁量没有一定之规——当然是越多越好！

如果你在家里还得挤母乳喂养较大的宝宝，可以运用96~97页所述的估算法，计算出宝宝大概需要多少乳汁，直到您凭借经验就可以知道每次宝宝需要吃多少。

母乳的储存

母乳可以放在冰箱的冷藏室里密封保存（最长可以存放5天——比配方奶粉存放的时间要长许多）或者直接冷冻起来（保质期长达6个月）。你也可以买特殊质地的袋子来储存你挤出的乳汁；不要用普通的袋子，因为乳汁会洒出来，而且可能不适合存放食品。当把乳汁从冰箱里取出来并解冻后，如果超过12个小时，宝宝没有喝完，则需要丢弃。

PART 7

多种喂养模式

Patterns in baby feeding

当宝宝度过了新生儿阶段，你会发现你和宝宝将会有更多的需求和期望需要得到满足。你可能想要改变目前的生活。你可能在犹豫是否需要列出一个时间表，规定照顾宝宝、喂养宝宝的程序。然而，你又担心这是否过于死板和缺乏弹性？是父母领导宝宝好呢，还是父母被宝宝指挥好？或者互相妥协？

你想弄清楚你需要多久才能适应各种预想不到的事情。如果宝宝有麻烦，你就需要安抚他，逗他高兴。在喂养方面，如果你选择混合喂养，这就意味着宝宝在吃母乳的同时还吃配方奶。由此，你将面临和解决可能发生的各种情况。

目前，没有一种让所有父母都认同的应对方法。我们都知道，宝宝的健康成长离不开父母的持续关注与支持，对宝宝的需求不断地做出回应。但是，这并不意味着，父母要彻夜不眠、精疲力竭。父母可以让夜间的婴儿照顾更轻松一些，同时也要明白，需求能够得到父母回应和满足的宝宝，自信会更多，抱怨会更少。

以婴儿为主导的喂养

在宝宝的婴幼儿时期，缺乏规律的生活会令所有新手妈妈焦虑和筋疲力尽。这个压力究竟有多大，对坚信自己是个能干和有掌控能力的妈妈的自我价值观的冲击力有多大，引发了很多以此为主题的讨论，还出现了流行于世的"母亲的希望"系列出版物。很多这种书形象生动地描述了新手妈妈深感疲惫和缺乏自信的状态。网络论坛里也有很多新手妈妈抒发了同样的感受。究竟怎样应对宝宝的依赖，怎样井井有条地安排生活，育儿书中有哪些谬误，关于这些，我们将从妈妈与宝宝每天的生活说起。

满足宝宝的需求

大量证据表明：当宝宝的需求被满足的时候，当爱他的人能及时地回应他的时候，宝宝将身心健康地成长。以婴儿为主导的母乳喂养也保证了妈妈能够分泌充足的乳汁。这通常意味着不管是白天还是晚上，妈妈需要频繁地喂宝宝，这不但与宝宝的新陈代谢与消化母乳的功能有关，还与宝宝的社交与认知发展紧密相关。

频繁喂养在很小的婴儿中十分普遍——宝宝在你的怀抱中，不是在小睡就是在吃奶，尤其是晚上。当宝宝的生活模式发生改变时，他常常要求更频繁地吃奶。我们常常认为这是因为宝宝的快速成长发育，但其实，这多与身体成长的需求无关，而是宝宝情感需求的表现，他想更贴近妈妈，想更加亲密舒适地与妈妈交流。

然而，当宝宝还很小的时候，你需要对你自己和宝宝有足够的耐心。如果你能及时回应宝宝对关注与照顾的迫切需求，宝宝则会在信心与信任中成长，减少对他人的依赖。同样，你也需要家人的鼓励和帮助，帮你分担家务与压力。

有很多有效的方法可以使宝宝向父母妥协——让宝宝吃饱舒适的同时，还能让你的生活更加轻松规律。当然，对于新生儿不要过于苛求。当孩子很小的时候，为了适应新环境，无论白天还是夜晚，都有很多变化迅速涌现。在宝宝出生最初的几周过去后，很多父母都想恢复以往的生活，哪怕是部分恢复以往的生活。大部分父母都想保持规律的生活，因为除了带孩子，还有很多其他重要的事情要做。但是，父母切忌将自己的愿望和规则强加给孩子，要想让孩子做出改变，必须有足够的耐心。

形成规律的生活

当宝宝大一些后，比如几周后，你可以尝试以下建议。

● 固定每天晚上洗澡和睡觉的时间。宝宝

通常都很喜欢洗澡，所以不一定非得由妈妈来给宝宝洗澡。洗完澡之后，安静地给宝宝喂奶，以帮助宝宝放松。

- 要坚持每天在同一时间起床、吃早餐、穿衣服，还有给宝宝喂奶，即使宝宝还没有要求。

- 如果你有事需要出去，最好在出去之前给宝宝喂一次奶。

- 你需要尝试各种不同的方式在外出时让母乳喂养更方便，可以用婴儿背包、方巾等包裹婴儿，或把宝宝放在婴儿车里。如果在购买婴儿背包之前能借到不同款式并试用的话，你将会买到最适合你的款式。婴儿背包或婴儿车会使母乳喂养变得很方便，随时随地都可以进行。如果宝宝吃奶后需要安抚，你就需要将他抱起裹紧，最大限度地贴近你的身体，这种方法很奏效。

- 如果宝宝在吃奶的过程中打瞌睡，轻轻地摇醒他并鼓励他再多吃点，以便你可以尽快结束喂奶，去做别的事。大多数妈妈如果觉得宝宝还没有吃完奶就要入睡，会本能地碰碰宝宝的脸或手或干脆把乳头或奶嘴从宝宝嘴里取出，以此来唤醒宝宝。

- 一天至少出一次家门。你可以参加专门面向妈妈和宝宝的社交活动和社会团体。然而，这需要你有足够的勇气，尤其如果你是一个害羞的人，你很有必要去认识其他的父母（那些父母很可能同样有找不到组织的感觉）。定期参加不同形式的活动会让你的周末多姿多彩，会使你获益良多。

- 如果你是用奶瓶喂奶，定期清洗奶瓶并消毒（见94页）。

　　一旦宝宝开始吃辅食，你就需要做早餐、午餐和晚餐，而且还有定时的上午加餐和下午加餐。这无形中就让你的生活规律起来。

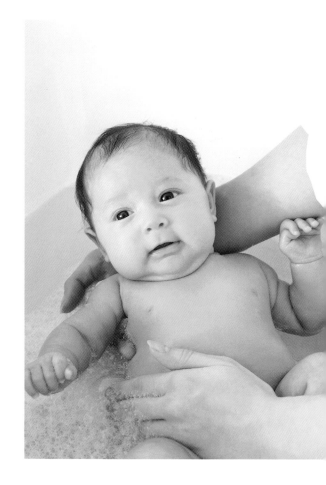

混合喂养

一直到6个月添加辅食之前都在吃母乳的宝宝，其身体健康将受益匪浅。母乳提供了宝宝需要的营养和水，满足了宝宝成长的所有需求。如果母乳喂养进行得顺利，不需要额外补充水或配方奶，也不需要维生素等其他营养补充。在宝宝6个月之前，配方奶粉算是唯一可以代替母乳的安全食品。

但是，如果母乳喂养进行得不顺利怎么办？如果你被告之需要用配方奶粉喂养，这意味着要用配方奶完全代替母乳，还是仅仅用配方奶作为母乳喂养的补充？

改用配方奶粉喂养是一个比你想象中更加复杂的决定，因为用配方奶粉喂宝宝，通常会对正常的母乳分泌造成影响。

因为正常的乳汁分泌是通过频繁而规律的排空乳房来维持的，喂配方奶粉改变了原先的母乳供需平衡。而且比起母乳消化的时间，配方奶粉消化吸收的速度较慢。所以在混合喂养中，即使宝宝喝了很少量的配方奶粉，也会延长下次喝母乳的时间，继而抑制了乳汁的正常分泌。这就意味着"混合喂养"其实是配方奶粉占优势，母乳喂养在不知不觉中被减少，配方奶粉逐步替代了宝宝应有的母乳摄入量。

但是，妈妈用母乳喂养宝宝的时间越

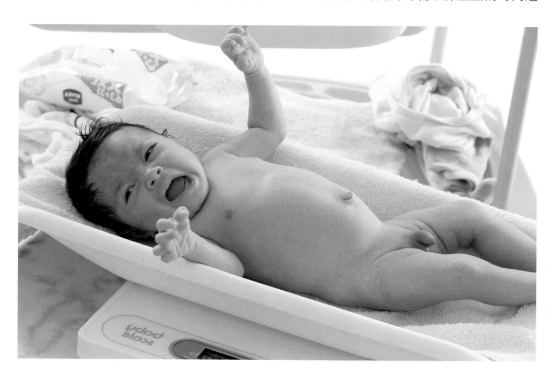

长，其泌乳量就会越充沛，即使混合了配方奶粉喂养，乳汁分泌受到的影响也会越小。

母乳的"生产线"需要经常性的刺激来维持，过早地介入配方奶粉喂养将会破坏这一"供需循环链"。不过，有些妈妈还是有可能恢复到原来纯母乳喂养或维持一定水平的母乳分泌。但这仍然是对妈妈和宝宝的一个不小的挑战。

在英国，婴儿喂养的调查中发现，吃母乳的宝宝在第一周如果喝了一些配方奶粉，比起从来没有喝过配方奶粉的宝宝，更有可能在第二周变成纯配方奶粉喂养。有些人认为这与所谓的"乳头混淆"有关——宝宝吃过奶嘴后会拒绝吮吸妈妈的乳房。我很确定地说不是这么一回事——还没有证据表明宝宝吮吸乳房的本能会消失，而且大量事实也说明宝宝能够轻松地应付奶嘴和乳头——除非乳房不再分泌乳汁、失去功能，宝宝才会拒绝它。

所以，只有在宝宝需要特殊护理和治疗的情况下才喂配方奶粉。而且，妈妈需要采取细心的措施，保证自己乳汁的正常分泌和身体的健康舒适。这意味着可能需要在两次喂母乳之间，通过挤出母乳来维持乳汁分泌（见106页）。

如果你计划在喂宝宝母乳的同时，补充配方奶粉，最好先等一等；就如我们前面说的那样，如果你过早地加入配方奶粉，混合喂养就很难维持。你最好在建立稳定的母乳喂养之后，这时宝宝通常几个月大了，体重正常，身体健康，再加入配方奶粉进行混合喂养。只有如此，你的母乳供应才可能维持下去。

何时需要混合喂养

* 如果宝宝不能从母乳里得到足够的营养成分，那么就需要配方奶粉作为补充。

有时候，母乳喂养刚开始时不顺利，可以给宝宝短时间喂配方奶粉，保证宝宝的成长发育，并能更有力地吮吸母乳。

请注意，只有在挤出母乳，用奶瓶、杯子喂宝宝也无法实现的情况下，再选择配方奶喂养。还有种选择就是使用捐赠的母乳（见73页）。

* 如果你或健康顾问发现宝宝的体重未达到正常值，或是宝宝对目前的母乳喂养不满足，那么配方奶粉可以作为补充的食物。

用配方奶粉喂饱宝宝并不解决母乳喂养的根本问题，还有可能引发新问题。如果你需要更有效的母乳喂养，可以咨询专家，甚至可以请专家观察你的喂养情况，并给予指导，如调整喂奶姿势。增加喂奶次数，每次用两侧的乳房喂，都会增加母乳的分泌量和宝宝的母乳摄入量。

* 如果你有外出计划，而宝宝需要被喂养，照顾他的人或保姆应该知道如何准备奶瓶。你也可以提前挤出奶水，要是你不想这样做，就需要给宝宝准备好配方奶粉。或许会在你外出的时候，需要挤出奶水来缓解胀满不适感（见32页的工作与母乳喂养）。预测宝宝大概需要的配方奶粉的用量，见估算法（见96页）。

* 你想宝宝在晚上早点入睡，并且睡的时间长一些，就需要喂宝宝配方奶粉。设

想一下，配方奶粉比母乳消化的时间长，更有饱腹感。所以，配方奶粉能够让宝宝吃饱，使宝宝的持续睡眠时间更长。但是，父母夜里起来调配配方奶粉需要比母乳喂养更长的准备时间。结果，父母实际上夜里醒来的时间要长些。母乳喂养的宝宝经常在夜间吃奶，但不会过多地打扰妈妈（或熟睡的爸爸），很显然母乳喂养不需要准备时间。所以，有研究表明，只有宝宝得到充足的母乳喂养，家长才会睡得更安稳。

- 给妈妈留出休息的时间——如果妈妈能够补充一下睡眠，这会是令人倍感欣慰的事情。但是，如果爸爸喂宝宝配方奶的时候，妈妈却在熨衣服，而不喂宝宝母乳，这就不是一种好的安排了。

上述情况似乎让配方奶粉的积极作用全都被负面作用所掩盖。其实不然，有些

情况下，喂宝宝配方奶将给妈妈以有力的支持。比如，一个时时刻刻需要关注的宝宝让妈妈倍感疲惫，此时如果有家人能帮忙喂宝宝一瓶奶，将给妈妈赢得宝贵的休息恢复时间，让妈妈可以重新振作起来。母乳喂养偶尔可能会被迫中断，比如母亲服药或就医等情况，这时就要靠配方奶了（但是为了维持母乳分泌，妈妈仍然需要坚持排空乳房）。

配方奶粉具有母乳一切功效的传言是不属实的。有研究显示，母乳中含有免疫抗体和保护因子，即使是部分母乳喂养的宝宝，也比完全配方奶喂养的宝宝不容易患感染性疾病。自然，全母乳喂养优于部分母乳喂养（即混合喂养），部分母乳喂养又优于完全配方奶喂养。

当然，健康和营养并不是我们选择喂养方式的唯一决定因素。目前，混合喂养非常普遍，你也可以考虑尝试混合喂养。

母乳或奶瓶喂养何时断奶

母乳或奶瓶喂养没有年龄上限，但是，如果你的孩子超过了一岁，仍在用奶瓶喝水或其他饮料，你需要考虑帮他换用杯子。这样做是为了保护他的牙齿。全天候的奶瓶喂养有时会使学步期的宝宝产生奶瓶依恋，拿着它不离不弃，随时吮吸，这样对宝宝的牙齿健康很不利（除非是喝水）。再者，要是奶瓶里总是装着奶，会妨碍宝宝体会其他不同味道的食物。

学步期的宝宝觉得在晚上抱着奶瓶会很舒服，这也是使他们安静下来的一种方式。但是，牙医可不提倡这样做，因为在晚上，余留的奶渍会持久地停留在牙齿上。如果宝宝不愿意舍弃奶瓶，那就有必要让他在睡觉前清洁牙齿了，刷牙后再喂奶的话，需要加水稀释，但稀释的过程需要循序渐进。

有些宝宝过了婴儿期还在吃母乳，这一现象时常引起媒体和专家们的讨论——究竟宝宝多大时应该断奶。宝宝断奶的年龄会受社会文化的影响，在有些国家，母乳喂养学步期的幼儿或再大点的孩子也能被人们接受。在西方，研究人员在对母亲们的调查中发现"儿童自主断奶"大约开始于2～3岁，而且整个断奶过程需要几年才能完成。所以，准确预测宝宝何时断奶实属不易。但是，孩子到了四五岁或6岁时还在吮吸母乳的话，就显得不太正常了。一般超过这个年龄段的孩子吮吸母乳的本能会消失。

还没有研究表明，是妈妈造成孩子延迟断奶，也没有证实延迟断奶会给孩子造成身体和心理的损害。人们用名称"自然母乳喂养"代替"延迟母乳喂养"显得更加宽容和人性化一些。本书对较大宝宝的断奶未做详细介绍。

宝宝吃奶中的成长变化

　　随着时间的推移，宝宝在一天天地长大，你会发现宝宝的许多方面都在发生着变化，而且这些变化发展影响了他的行为方式。大约从3个月开始，你就可能发现宝宝发生变化的迹象。

如果你用母乳喂宝宝

● 你会发现宝宝吃奶时开始容易分心，对周围的事物越发感兴趣。宝宝也可以在更短的时间内吃饱母乳。家长不需要试图强迫宝宝多吃一会儿奶，或担心宝宝是否摄入足够身体成长和健康所需求的营养——如果宝宝健康苗壮地成长，那么家长尽可相信宝宝，仅需根据宝宝的需求提供帮助。要是他停止吃奶，他可能是想玩或是和你说一会儿话。

● 宝宝长时间睡觉之前的一次喂养可以持续得久一些。此时，宝宝度过了"繁忙"的一天变得安静乖巧，好好享受这一次长时间的亲密依偎吧。

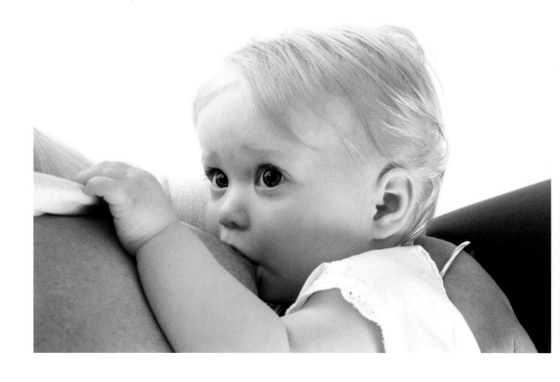

- 宝宝除了饿了渴了，当他不高兴的时候，也会要求吃母乳，还会用小鼻子蹭蹭妈妈。依偎在妈妈怀里吃奶，会让宝宝感觉舒适安宁。当宝宝学习爬行时发生了磕碰，当他感到疲倦或不高兴的时候，喂养母乳就是对宝宝最好的抚慰。如果你离开宝宝，哪怕只有几小时，宝宝也会表现出想通过吃奶与你重新建立"联系"的渴望。你瞧，喂养母乳无形中解决了很多问题。

如果你用奶瓶喂宝宝

- 宝宝开始想要自己拿住奶瓶，家长不必为此而担心。这是宝宝成长的表现，而且到了9～10个月，许多宝宝都能握住奶瓶，自己喝奶。但是，你最好抱着他，不要让宝宝独自喝奶。

- 当宝宝看见你为他冲调奶粉的时候，会表现出兴奋、高兴的情绪。他在表达吃奶多么令他高兴，而不仅仅是为了填饱肚子。

睡眠习惯倒退

不论你采用母乳喂养还是奶瓶喂养，宝宝可能重新出现在夜间频繁醒来并需要帮助才能入睡的情况，这就叫作睡眠习惯倒退。常见于三四个月大的宝宝，其他年龄段也会偶尔出现。这种现象主要发生在发育飞跃期、出牙期（见125页）、周围事物或规律改变，以及疾病康复后。宝宝因不适或困惑，需要再次被呵护和关注。

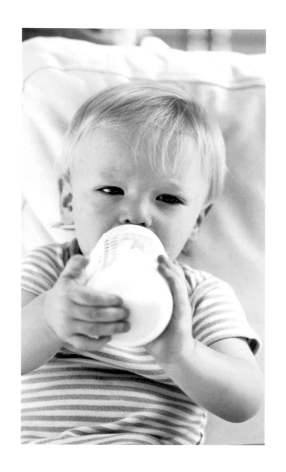

这也是宝宝成长过程中的正常现象。睡眠习惯倒退可能会持续 1 ～ 2 周或更长的时间。有人认为宝宝夜里频繁醒来是因为母乳已经不能满足宝宝的胃口，是需要添加辅食的信号。其实这种说法并不正确，在Part8我们会得到答案。

宝宝发生睡眠习惯倒退时，父母要像宝宝小的时候一样，及时回应宝宝的需要并安抚他。宝宝夜间醒来哭闹是本性使然，并不是宝宝故意摆布父母。

和宝宝一起睡

世界上大多数宝宝都不是一个人睡，婴儿睡眠专家海伦·鲍尔的研究显示，大多数英国的婴儿和父母睡在一起——这是通常的照顾模式。有些父母每天和宝宝睡在一起；而有些父母则偶尔和宝宝睡，主要是为了安抚宝宝，方便夜晚的喂养。

让宝宝和父母同睡，需要考虑安全性。父母的床对宝宝来说不够安全和舒适，所以需要家长花点心思，把床布置得更安全、舒适一些。主要应该避免宝宝太热和不透气。你应该时刻意识到宝宝的存在。此外，不能让宝宝闻到烟味，床不能有空隙，否则宝宝的四肢和头可能会被卡在床垫与墙或床架的缝隙里。这些对婴儿都是致命的危险，还要警惕婴儿猝死综合征。

父母应该确保孩子与你们同睡要比睡在婴儿床中更安全。联合国儿童基金会提供的免费小册子中有很多给父母的建议，其中就有与宝宝同床而睡时，怎样确保宝宝安全的知识，其基本内容包括：

- 千万不要在沙发或扶手椅上和宝宝睡在一起。
- 检查你的床和床架，确保宝宝不会卡入床的缝隙里或掉下来；床架应该坚固，没有任何下陷的地方。
- 如果家长任何一方在抽烟，都不要把宝宝抱过来一起睡。
- 如果你受到药物或酒精的影响，不要和宝宝一起睡。

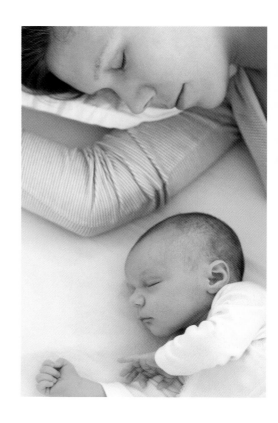

- 不要把宝宝单独一人放在你们的床上。
- 不要把宝宝裹得太严实，不要让宝宝穿得太多，避免体温过热。不要用被子盖住他的头，也不要让他离开枕头或者把整个脸贴在枕头上。

据联合国儿童基金会的研究表明，采用母乳喂养的妈妈其身体会自然形成一个"巢"状，保护宝宝，避免宝宝乱动或跌落床下。如果你用奶瓶喂养宝宝，联合国儿童基金会建议，让宝宝睡在你们房间里他自己的婴儿床上是相对安全的。

宝宝的夜晚时间

婴儿的生理特点决定了他会在夜里醒来很多次并需要喂养，然而父母们都想在夜里睡个安稳觉。估计大部分父母都希望婴儿的夜间作息规律能符合父母的愿望，如果第一周不行，那么希望在一个月内实现。

关于这方面，有许多"教你怎么做"的书、"睡眠专家"和"睡眠诊所"声称可以让宝宝和父母在晚上连续、安稳地睡几个小时。他们提供的方法中往往包括忽略宝宝的需求愿望，而且让宝宝学会压抑自己的需求愿望。

这些方法的要点就是要求家长只在计划表的时间点，才去喂养宝宝、抱他或和他交流。还有较之宽松一些的方式容许父母灵活地掌握时间点。但是，目的仍然是减少宝宝不规律的行为以及醒来的次数。曾经有人专门从事指导新手妈妈"抑制婴儿的正常生理需求"的工作，但这样做对宝宝正常的情感和社交发展百害而无一利。

父母与其改变宝宝成长所必需的生理需求，如改变他醒来、进食以及入睡……这样往复循环的行为，还不如改变自己对夜晚睡个好觉的期望，这样做更简单，对宝宝也温和许多。如果父母接受并适应了这种生活，应付宝宝夜里醒来会变得轻松一些。这也意味着和宝宝同睡是可以实现的（见上一篇）。

和宝宝一起睡不一定是指同睡一张床，也可以是睡在同一个房间里。但是，

至少在前6个月，你应该睡在宝宝的身边，这使夜间的喂养变得低调和简便，甚至不用翻身，除非另一边乳房胀满或有溢乳发生。在夜间，母乳喂养比奶瓶喂养简单易行，因为不必提前准备，也不必完全清醒过来。奶瓶喂养也可以变得轻松一些，在入睡前准备好奶瓶、冲好奶粉，并把它储藏在冰箱或冷藏包里或者直接把液态婴儿奶倒入奶瓶里。

还不会说话，没有逻辑思维的婴儿会慢慢发现，即使是因为饥饿或痛苦而哭闹，大人们都很难准确地知道他到底想要什么，因此，过一段时间，宝宝将最终停止在夜间为了引起注意而哭闹。

似有道理的进化理论解释了这种"习得的沉默"。哭泣是一种生存本能，但是，如果没人来照应宝宝，他就会停止哭泣。因为对于一个孤单无助的孩子来说，安静才是安全的（在自然界，幼崽的安静和隐藏不会引来掠食动物）。

所以，父母任何形式对宝宝的忽略，包括任其在夜里哭闹而不管，都会促使宝宝慢慢学会沉默和闭嘴，但是孩子内心真实的感触会是什么，对他的情感和心理发育会有何不良影响呢？这值得父母慎重考虑。

注：训练学龄前的孩子睡觉又是另外一回事，父母应该坚持原则，说话前后一致，并且冷静地对待已经会说话、有思维的孩子。

PART 8

添加辅食

Adding other foods
and drinks

很多面对父母、医护人员以及儿童工作者的指南中，都引用了世界卫生组织的建议：1. 单纯母乳喂养，不添加任何其他食物，是6个月前宝宝最好的、最有营养的食物；2. 母乳或配方奶粉都能满足大部分6个月前健康宝宝的营养需求。

　　然而，由于个体差异，不是每个宝宝都适合上述建议。有些宝宝还没到6个月大，就表现出准备接受固体食物的迹象，而有些宝宝要迟一些。本章教您怎样察觉和满足宝宝的需求，怎样愉快地度过断奶期，轻松地从纯母乳或纯配方奶粉喂养过渡到学步儿童的健康膳食。

何时开始吃固体食物

宝宝出生后几个月之内，纯母乳喂养、纯配方奶喂养或两者混合喂养将能满足宝宝成长的需要。之后，将接触到并受益于更多具有不同味道、质地和营养的食物。起初，这些多样的食物仅仅作为宝宝主食（如母乳或配方奶）的补充，到后来，将成为孩子的主要食物。添加辅食的过程有时也被称为"断奶"，但是"断奶"并不确切，因为断奶的含义是停止进食母乳等乳类食物。

辅食有时也被称为固体食物，以区别

奶类等液体食物。宝宝是否开始接受其他食物是根据身体发育而定的，而不是日程表上的安排。宝宝接受固体食物的延后，比行走能力的延后更多见一些。

世界卫生组织的健康和儿童服务机构发布的指南，被普遍认可。指南在2001年发表的系统性回顾研究提出了如下结论，并在2009年再次被确认。

报告回顾总结了一项基于纯母乳喂养（只吃母乳而不吃任何其他食物或饮料）的公共健康项目，并得出了一个结论，即采用纯母乳喂养方式的宝宝在生长发育方面和其他宝宝相比并没有明显优势。不论在发达国家还是在发展中国家，这个结论都适用，因为此研究的数据来源广泛，涉及不同的人群。

作为世界卫生组织的公共健康指南，其中的建议是可靠的，但是，也要因人而异，否则会造成误导。例如，有些父母认为到了一定的阶段，必须给孩子断奶，不能推迟也不能提前。若宝宝不予配合，这

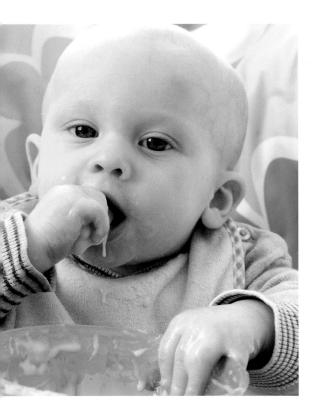

第一次添加辅食最好不要给宝宝固体食物——许多父母刚开始喜欢喂宝宝水果泥或蔬菜泥，不出意外的话，宝宝必定会弄得到处都是。父母最好给宝宝围上大一点儿的围兜，在周围地板上铺防水布

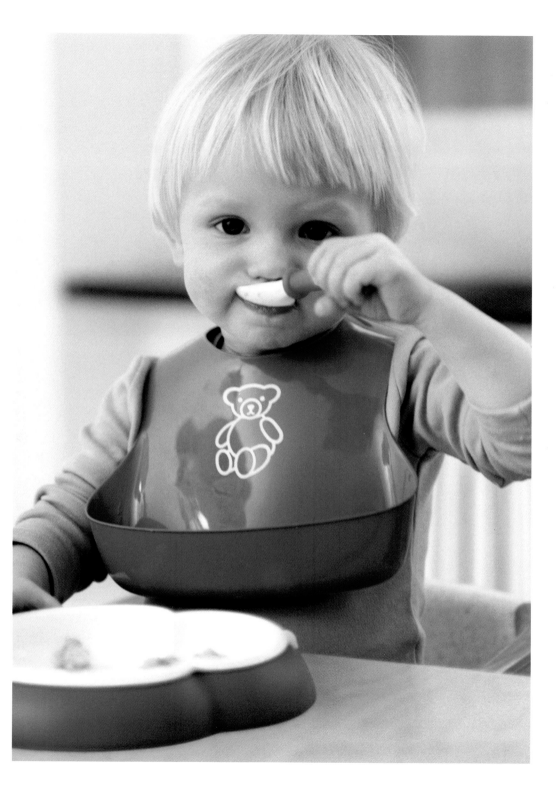

些父母将会不可避免地产生焦虑。目前，还没有充分的研究证明，配方奶粉喂养或混合喂养的宝宝应该在某个特定时期添加辅食或断奶。有些国家不分母乳喂养还是配方奶粉喂养，都建议6个月添加辅食；而有些国家则建议喂配方奶粉或混合喂养的宝宝在4个月时，纯母乳喂养的宝宝在6个月时添加辅食。不是所有的专家都赞同在6个月时添加辅食，学术期刊也在就此问题进行讨论。

当我们抛开这些理论研究，去体会真实情况时，我们会很清楚地发现，并不是所有宝宝都在同一年龄做好接受固体食物的准备（这并不让人感到意外）。然而，宝宝究竟何时做好准备，总是让父母无从知晓；有时，父母给宝宝吃固体食物，是因为宝宝在夜晚频繁醒来，或情绪烦躁。但是，宝宝的这些行为不一定是因为想吃固体食物。

我们可以肯定的是，添加辅食的年龄会有几个月的时间跨度，约在6个月左右。当家人吃饭的时候，宝宝会拿起食物，对食物产生极大兴趣，这就表示他已做好吃固体食物的准备了。

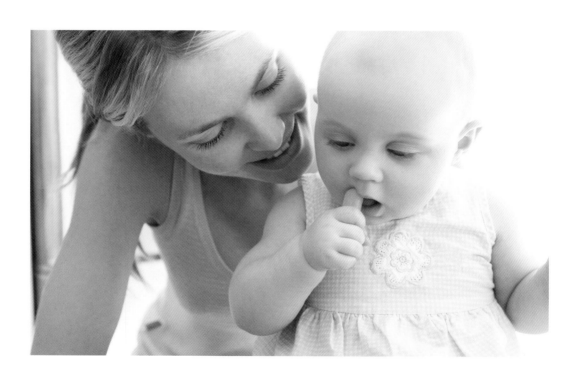

这时候的宝宝也具备了吃饭的能力，他在这段时间已经学会了吃饭基本的咀嚼和吞咽动作。有些宝宝还不到6个月，就已经有想吃饭的征兆，而有些宝宝过了6个月之后，还是没有表现出一点儿想吃饭的意愿。

也许，随着更多相关研究的进行，公共健康组织会调整建议添加辅食的时间。但是每个宝宝的发育速度终究是不一样的，因此父母还要根据自己宝宝的具体情况来推进宝宝添加辅食的进程。

宝宝准备好吃固体食物了吗

宝宝不肯睡觉或看着大人吃东西，都不能说明宝宝已经准备好吃固体食物了。宝宝夜间醒来的原因有很多，可能是饿了或渴了。但是，目前没有证据表明给吃奶的宝宝喂固体食物能改善他的睡眠习惯。

在其他人吃饭的时候，如果宝宝喜欢盯着他们看，这只是在说明他对周围的世界感兴趣。宝宝也许只是喜欢看人吃东西，而不是食物本身。所以，家长没有必要主动喂宝宝固体食物。

健康研究证明，当宝宝过了半岁，身体就开始需要更多的铁元素和热量，就算喝很多母乳或配方奶粉，都很难满足。但是，这种改变不会突然发生在某一天。父母在宝宝大约6个月时，完全有时间逐步满足宝宝对固体食物的需求。

当父母为宝宝选择固体食物的种类，以及制订喂养频率和饭量时，除了根据家长对于健康、多样饮食的经验，还要根据宝宝自己的胃口。没有必要一开始就急于让宝宝尝遍各种食物或吃够正餐的量。父母给自己或宝宝过多的压力，最后只能让宝宝变得焦躁不安，甚至拒绝吃东西。进餐应该是享受的过程，也是增进交流的一种社交方式。

为什么对于大多数宝宝，"6个月添加辅食"成为一个普遍的标准，当你在此时期观察宝宝成长发育的时候，你会发现原因。

- 首先，宝宝在大约6个月的时候长出了第一颗牙，咀嚼能力也有了增强。同时，婴儿排斥固体食物的"推舌反射"也逐渐消失了。因此，在用勺子喂月龄较小的宝宝时，你需要将勺子越过舌尖，送到舌头上方（当然，必须是泥状、无块食物）。

- 其次，这时候的宝宝能够有目的地拿取物体，已经能够充分利用眼和手的配合来拿取物体，送到自己的嘴里。

- 最后，借助一点儿支持，他们能够使自己舒适地坐起来。

断奶由父母主导还是宝宝主导

过去的几代人在给宝宝喂辅食时，通常会从蔬菜或水果泥开始，或选择商家生产的婴儿麦片或婴儿米糊类食品，搭配配方奶粉吃。刚开始量很小，父母会用小茶匙喂宝宝。一般情况下，宝宝一天吃2～3小茶匙，刚开始一天吃一次，然后增至两次，最后一天三次，每次的量也增加两三勺。随着宝宝的成长，饭量会不断增加。但是，在刚开始的几周，给宝宝添加的食物应该是口味清淡、质地顺滑的。小瓶装的成品食物也可以给宝宝吃，商品说明上有年龄建议可供家长参考。标有"内含块状食物"的食品，一般超过9个月大的宝宝才可以食用。

如果你决定用勺子喂宝宝，要根据宝宝的反应行事。宝宝可能将食物吐出，或含在嘴里不咽下，或推开家长手中的勺子；也可能很喜欢食物的味道，张开嘴，准备迎接下一口。

父母可以制订一个断奶计划——有些妈妈从中获得了信心，她们制定了相当详细的"断奶日程表"，上面标记了详细的时间点、日期、吃多少，以及食谱配方。健康机构也可能有这种"断奶日程表"。

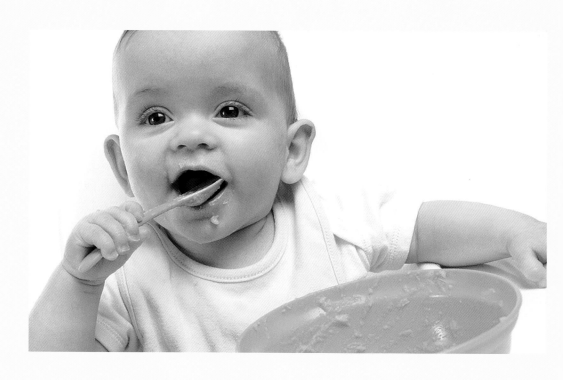

有些婴儿食物制造商也有这种日程表，当然他们是为了推广他们的产品，家长在选购时，心里一定要清楚这一点。

还有一种方法，让宝宝自己决定吃什么以及吃多少，这就叫作"自主进食"或"以宝宝为主导的断奶"。这种断奶方式，让宝宝自己掌控，妈妈不必准备特殊婴儿食品。你只需要给宝宝准备大小合适的食物（被称为"手指食物"），让他了解食物的味道和口感，并享受进食的乐趣。

当宝宝6个月大添加固体食物时，你可以给宝宝一些适合他的食物，如蛋黄、米糊等，先观察宝宝的反应，然后再尝试给他其他的食物。给宝宝的食物要符合他的进食能力，刚开始时需要将食物切碎、搅拌成泥状，如菜泥、果泥。宝宝咀嚼吞咽能力不断增强后可以给他小段香蕉、小片面包等。

宝宝在刚开始学吃固体食物的时候，会弄得到处都是，父母一定觉得很麻烦，但是这种情况是无法避免的，家长只能暂时接受。最好不要给宝宝吃意大利肉酱面，如果你没有在宝宝身边，场面将会一团糟，但是，这也会成为很有趣的经历。当你在家时，铺上遮盖地板的防水单，宝宝可以放开吃，也可以边玩边吃（偶尔如此未尝不可）。

要是宝宝的年龄超过6个月，没有出

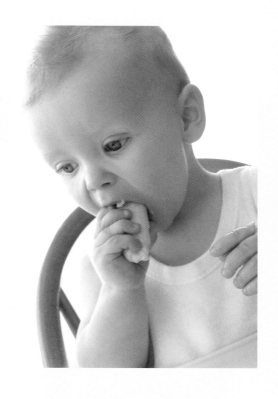

现过敏反应或食物不耐受症状，就可以让宝宝吃更多样的食物，但是食物不要太咸或太甜，不要放过多的调料，而且，易于嚼碎，否则会有窒息的危险（例如，一小片苹果，对于刚开始自己吃东西的宝宝，就不是一个明智的选择）。窒息是危及生命的紧急情况。有时候，宝宝会被噎住，而不是窒息（呼吸道阻塞），噎住时宝宝会用舌头将大块的食物推出口腔。在英国，新手妈妈都可以参加免费的急救培训，学习怎样辨别噎住和窒息，怎样应对。

添加辅食的必需品

宝宝到了添加辅食的阶段，最实用的莫过于婴儿高脚椅，虽然高脚椅不总是必需的，但是宝宝坐在上面会很舒适。一个可折叠的椅子适合在较小的餐厅使用，带有可拆卸托盘和可调整座位高度的高脚椅，对于大一点儿的宝宝也适用。

不必非要买婴儿专用食物料理机，不会比普通的方法好用多少。用刀子切碎再用叉子或勺子捣成泥状，宝宝都能咽下。如果你想给宝宝准备可以用手抓着吃的食

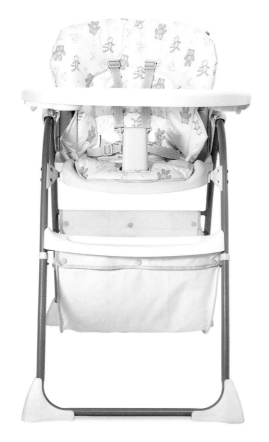

物，你仅需将食物简单地切成细条。如果你想为宝宝制作口感滑润的蔬菜泥等，那么一个普通的食物料理机就足够了。

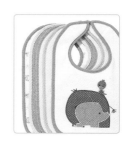

宝宝使用的碗、碟子、杯子最好是用不易碎的材料制成。只有带盖子、杯嘴、手柄的杯子是宝宝可以自行使用的杯子，不需要家长的帮助。无盖的"Doidy"婴儿训练水杯采用倾斜设计的杯口，在喝的时候液体不会倾倒出来，受到宝宝的普遍喜爱。

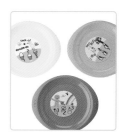

普通的茶勺或宝宝专用的小塑料勺子也很有用。婴儿用过的碗、杯子和勺子必须用热水清洗干净。

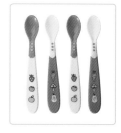

你也需要多买几个围兜，背面覆盖塑料薄膜的围兜能够防止液体渗漏到衣服上。

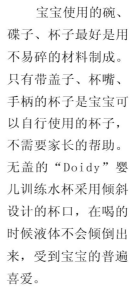

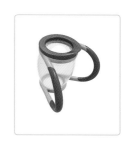

适合宝宝的辅食有哪些

当宝宝开始吃辅食（固体食物）的时候，仍然需要通过喝母乳或配方奶粉来获取大部分的热量和营养物质。所以新手父母不必担心你们的宝宝到底应该吃多少固体食物——只要为宝宝准备新鲜优质、营养丰富、不同口感的食物，让膳食多样化，让吃饭成为愉快而享受的过程。

在宝宝6个月大之后，你需要引导宝宝建立健康的饮食习惯，避免让宝宝吃含有防腐剂的加工食物、含较高盐分或糖分的食物，并且鼓励宝宝吃各种不同的水果、蔬菜等，还有含铁丰富的食物，如深绿色蔬菜、肉类、鸡蛋、豆类等。不要给

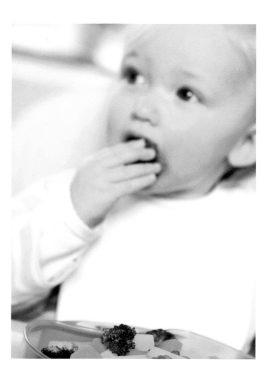

提前断奶的宝宝应该避免的食物

如果宝宝到4个月时就开始食用固体食物，你必须注意避开以下食物。

- 小麦或含有小麦的食物，因为小麦中含有小麦面筋蛋白（有些书中也介绍过，在宝宝6个月大之前，避免食用面筋蛋白，可以有效降低过敏发生的概率）。
- 坚果能够引起过敏反应，也会有窒息的危险。
- 鸡蛋（虽然鸡蛋作为宝宝的食物也是可以的，但是需要煮熟）。
- 海鲜类的食物易引发消化系统感染和过敏。
- 未经巴氏消毒的奶酪有引起感染的危险。
- 蜂蜜（有引起轻微食物中毒的危险）。

宝宝吃整粒的坚果，还有蜂蜜（见上面的方框）。

虽然你可能主要以泥状食物配合勺子喂宝宝辅食，但也应该让宝宝练习自己吃，至少有的时候，给宝宝做"手指食物"（宝宝可用手抓着吃的食物）。

怎样选购宝宝辅食

生产婴儿食品将受到法律的监管，人工色素、人工香料和其他添加剂不容许加入到婴儿食品里。含盐量和含糖量也必须保持在较低的水平。许多便宜的婴儿食品含有增稠剂，从而减少了营养物质含量；正是这个原因，许多有质量保障的、价格较贵的品牌更受大众青睐。在购买前，你得仔细阅读食品标签、婴儿食品成分表。

你也可以自己制作新鲜的宝宝食物，如蔬菜泥或糊状食物，然后分成小份放入冰箱以备稍后食用；这比为了每次准备一小份宝宝食物而忙于削皮、切碎、烹饪省事多了。你也可以在给家人做饭时，在放盐之前，把宝宝要吃的部分预留出来。

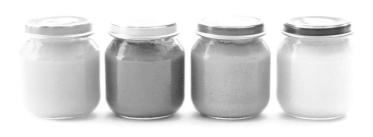

- 熟蔬菜——宝宝喜欢用手拿住西蓝花或菜花的茎干自己吃。不要给宝宝吃未做熟的蔬菜，即使是一些可以生吃的蔬菜，例如，胡萝卜条，也有引起窒息的危险。
- 水果切片或切块，避免让宝宝吃过硬的水果——熟透的梨是一个不错的选择。
- 切碎的鸡肉、猪肉等肉类（确保里面没有骨头或鱼刺）。
- 完全煮熟的鸡蛋，切碎或切片。
- 吐司条。

- 饼干或燕麦饼。

"手指食物"还可以在两顿饭之间作为宝宝的零食。婴幼儿和学步期儿童不可能一次性吃太多的食物，所以需要在上午和下午加餐。

如果宝宝还在吃母乳或配方奶粉，可以鼓励宝宝用杯子喝水或稀释的果汁。避免让宝宝喝饮料，因为糖分高，对于宝宝的牙齿极为有害，而且里面含有人工色素和香料。

哪些奶类适合添加辅食阶段的宝宝

经过灭菌的普通或全脂牛奶可以用于烹饪辅食或偶尔给宝宝喝。在宝宝满1岁前，不要以牛奶为主要的饮品。虽然这不会对宝宝造成伤害，但是，喝大量的牛奶，就会取代辅食、母乳或配方奶粉这些宝宝仍然需要的食物。不要给宝宝喝脱脂牛奶或半脱脂牛奶，因为这种牛奶中的脂溶性维生素含量低、热量低，无法满足宝宝成长的需求。如果

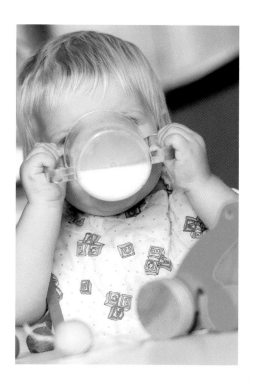

你给宝宝喂的是配方奶粉，添加辅食后不一定要换成"较大婴儿"配方奶粉。商家宣称"较大婴儿"配方奶粉的铁含量比普通配方奶粉要高许多，但是健康宝宝的成长不需要过多的铁元素。

母乳喂养的宝宝，仍然可以继续吃母乳，宝宝已经能自动调整摄入量。如果因为工作你想要减少宝宝喂养的次数，那么宝宝可能会抓住每一次吃母乳的机会，摄入更多的量来弥补次数的减少。

如果宝宝是用奶瓶喂养的，你需要逐渐减少奶量——要么换小瓶，改用小杯子，要么减少每次冲调的奶量。宝宝满12个月后，除了固体食物外，还需要大约500毫升的配方奶粉。摄入过多的配方奶，会剥夺宝宝吃多种食物的机会，而这些食物包含了一个正在成长发育的宝宝所需要的大多数营养物质。此外，过多食用配方奶会给宝宝的牙齿健康带来危害（见115页）。"奶瓶性龋齿"——因宝宝长期、频繁地用奶瓶喝奶水、果汁等，牙齿浸泡其中，导致牙齿的龋坏，软饮料对牙齿更具破坏力。如果宝宝离不开奶瓶，可以在奶瓶中装水，让宝宝喝。

PART 9

问与答：回答父母关心的问题

Q&A: your questions
answered

没有一本书可以做到面面俱到，包含各种特殊情况，但是，本章列出的问题，将补充其他章节没有涉及的，并且针对新手父母常常遇到的特殊情况做出解答。

　　全世界范围内的母乳喂养专家、顾问以及婴儿喂养方面的专家都接待过许多来自不同家庭的妈妈和宝宝，而且在通信发达的今天，各种会议、专刊、网络论坛，以及邮件信息等，都能让资讯互通有无。在这个非常开放的环境中，人们能够轻易分享到专家的意见。我在本章列出来的问题主要来源于我的经历与经验。作为一个哺乳顾问，许多问题我都亲自处理过，都是我自己的经验之谈，都来源于实际生活。

吃奶量

问题1：我怎样才能知道宝宝吃得是否足够呢？

答：在第一周，母乳喂养进行得顺利的表现为：

- 在宝宝出生最初的几天，粪便由黑色、黏糊糊的胎便，变成棕绿色（一般在第2～3天），再变成黄软便（第3～4天）。在第一周，宝宝吃母乳顺利的话，通常每天排2～3次黄色软便。

- 在出生后的最初几天，宝宝的体重会有所减少，最多减少10%的体重，到第3～4天体重达到最轻。随后，体重开始回升。许多宝宝在第10～14天的时候，已经恢复到出生时的体重。

- 宝宝渴望吃奶，而且次数很多——至少

1天8次，即便多于8次，甚至达到两倍，也是正常的。

如果宝宝没有出现上述特征，你就需要增加喂养次数，用两边的乳房换着喂养，并请身边有经验的人帮你检查一下宝宝是否有效地吃到奶。有时候，宝宝只是表面看起来在喝奶，似乎很开心的样子，其实真正进入他胃里的乳汁并不多。

如果宝宝一次的睡眠时间经常超过3～4小时，很可能是为了减少能量消耗，因为他没有被很好地喂养。所以不要认为睡得好的宝宝就是吃得好的宝宝。

生长发育情况

问题2：我怎样依据体重来判断宝宝发育是否正常呢？

答：体重正常只是宝宝健康的一方

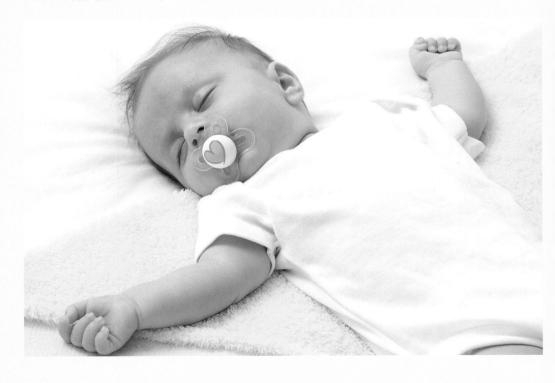

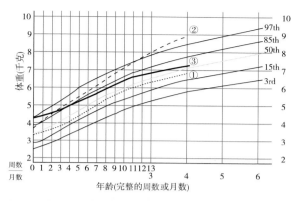

生长发育曲线图是通过观测很多正常婴幼儿发育情况后而绘制的，图表中有5条连续曲线，最下面的一条曲线为3%，意思是将有3%的婴幼儿低于这一水平，可能存在生长发育迟缓；最上面的一条曲线为97%，意思是将有3%的婴幼儿高于这一水平，可能存在生长过速。这两种情况都应该引起关注。中间的一条曲线为50%，代表平均值；另外，还有15%、85%曲线，提示在正常曲线中的不同水平。我们经常谈及的正常值，应该是3% ～ 97% 涉及的范围

曲线①：表明生长速度均匀、正常

曲线②：表明体重增长过快

曲线③：表明体重增长过缓

面，是值得参考的标准。宝宝最初几天的体重下降后，要是能恢复到出生时的体重，就不需要经常称体重了——目前的建议是给宝宝称体重不超过1个月1次，直到宝宝6个月大；之后每两个月称1次体重，直到1岁。

生长发育曲线图表示宝宝的成长速度以及在同龄组中所处水平的百分比。如果健康顾问或医生依据图表，发现宝宝的生长发育出现问题，那么他们可能就要询问你宝宝的喂养情况。

快速生长期

问题3：我听说应该注意宝宝的快速生长期——这意味着需要增加喂养次数，是这样吗？

答：宝宝的食量不会一直保持不变。

他对吃奶带来的舒适和亲密感的需求也会出现波动。他们各自的成长速度也不同。有些宝宝将会偶尔焦躁不安、易饥饿、不易入睡，以此告诉妈妈他们需要得到更多的关注或喂养。这些现象可能与宝宝的快速生长期有关——在这特殊的时期，宝宝快速成长的生理需求促进宝宝争取更多的喂养机会。目前没有研究表明快速生长期一定会发生在某个年龄段。父母能做的就是根据宝宝的表现，如不需要睡那么长时间，或需要更多的交流或喂养……去尽量满足宝宝。

安抚奶嘴

问题4：我应该给宝宝安抚奶嘴吗？他总是喜欢吮吸安抚奶嘴。

答：宝宝喜欢吮吸——这是婴儿强烈的本能。有研究显示，如果宝宝已经使用

了安抚奶嘴，那么每次长时间地睡觉时，他都需要使用；在这种情况下如果不使用安抚奶嘴，有可能会增加婴儿猝死综合征的发生危险。同时，目前没有证据表明，家长有意给宝宝安抚奶嘴作为一种保护措施会降低婴儿猝死的风险。喂母乳的宝宝若需要用安抚奶嘴，只有在母乳喂养习惯建立得很牢固，并且宝宝的发育和体重正常的情况下才可以使用；否则，宝宝会通过吮吸安抚奶嘴来得到满足，而不是妈妈的乳房，这样会影响妈妈的乳汁分泌。

怀孕和哺乳

问题5：我又怀孕了，我能继续喂养我的前一个宝宝吗？分娩后，如果我的前一个孩子还没有断奶，将会出现什么状况?

答： 你可以继续喂养前一个孩子。有些妈妈会发现在怀孕的时候，乳房和乳头都变得敏感，而且分泌的乳汁量也在减少，症状一般不会很快消失。但是，当宝宝降生后，妈妈就会分泌初乳。"连续喂养"这一术语就是指同时哺乳新生儿和学步期的宝宝。有时候，会有这种情况，但

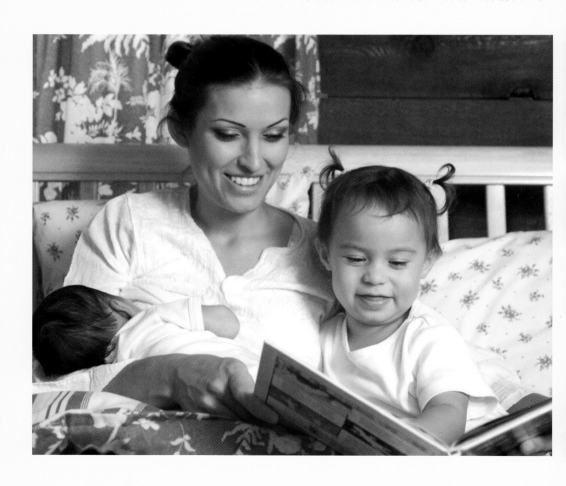

是多数时候妈妈在同一时期只喂养一个孩子。而且，妈妈喂养学步期宝宝的频率不可能多于新生儿。

母乳喂养第二个孩子

问题6：在我生下第二个孩子的时候，学步期的第一个宝宝快2岁了。我愿意喂养他，但是刚开始连续喂养几天，我就感到力不从心。较大的孩子会怎样想，如果他问我"是否可以和小宝宝一样吃母乳"，难道我回答"不行"吗？他会认为小宝宝比他得到了更多的母爱吗？

答：这是许多有不止一个孩子的妈妈共同的困扰。较大的宝宝只能接受事实——婴儿需要吃母乳，而他可以喝其他奶类。较大的宝宝会通过母亲给他的关注、爱护而感受到母爱，而不仅仅是母乳喂养。如果较大的宝宝还是提了上面的要求，母亲可以告诉他"用母乳喂养他现在很困难，但是他可以吃配方奶粉等其他食物"。

幼儿的嫉妒心

问题7：我记得喂养第一个孩子时花费了很多时间，以至于没有时间做其他的事情。那么，我怎样在喂养我第二个孩子的同时，关照我第一个孩子呢？如果较大的孩子看见我长时间喂养第二个孩子，他会感到嫉妒吗？

答：你可以将第二个宝宝吃奶的姿势安置好，以便你能空出一只手拿本书给你较大的孩子读故事，还可以搂着他。

要是用奶瓶喂宝宝，妈妈就不容易做到这些了。喂母乳只是"待在沙发上的时间"长，但是奶瓶喂养的话，妈妈就得忙于奶瓶的清洗、消毒和奶粉冲调、温奶等事务了。无论你用怎样的方式喂养宝宝，照顾两个孩子像是在演杂技，难度大且忙个不停。目前尚无证据表明学步期的孩子看到弟弟妹妹吃奶时，会产生嫉妒。妈妈需要努力保证每天都和较大的宝宝单独相处一段时间（可以趁第二个孩子睡着时），哪怕只有10分钟，对你们母子都有好处。

拒绝吃母乳

问题8：我的宝宝过去非常喜欢吃母乳，可是这几天，他总是拒绝吃母乳，最多也就随便吮吸几口。他现在8个月大，是什么原因让他不喜欢吃母乳了呢？

答：较小的宝宝——最多几个月大——如果拒绝吃母乳，就需要去医院让健康顾问或医生做检查。下面的内容只针对健康的较大宝宝。

引起拒绝吃奶的原因有很多，下面列出了较为常见的原因。

- 宝宝因正在长牙而在喝奶时有刺激感或疼痛感。
- 宝宝的情绪问题，可能因为所处环境的改变、父母疏于照顾、更换新的照顾者或曾经和妈妈分离。
- 在吃奶时感到不安、害怕，可能被较大的噪音惊吓，甚至被吓哭。
- 你停止母乳喂养已经有一段时间了，这样会使母乳的味道有所改变。

通常，温和而有耐心地鼓励宝宝，过不了多久，就会使拒绝吃奶的宝宝重新接受母乳喂养。宝宝往往喜欢在晚上或睡觉前吃饱喝足，所以妈妈可以尝试此时喂宝宝母乳。妈妈应该尝试不同的喂养姿势。有时，新姿势可能会起到打破"僵局"的作用。

偏爱一侧乳房

问题9：能否让宝宝换一边吃奶呢？

答： 可以。你可以这样改变宝宝的抵触行为，让宝宝越过你的身体吃另一侧产乳量少的乳房，这样宝宝也不会觉得身体的方向与之前相反。如果宝宝还是不妥协，你需要坚持一下，至少可以让宝宝不总吃原来的乳房。你可以将"闲置"一侧的乳汁轻轻地挤出，缓解胀满不适感。坚持这样做几周后，"闲置"的乳房就会减少分泌乳汁，"启用"的这一边将产生充足的乳汁——两边乳房泌乳的不平衡性将消失。

拒绝奶瓶喂养

问题10：我想在宝宝5个月时回去工作，我会为宝宝准备几个奶瓶。如果可以的话，我会提前挤好奶，或准备好配方奶粉。宝宝现在4个月大，问题就出在他不喜欢奶瓶，一喂他，他就会把奶瓶推开，甚至看到奶瓶，都会喊叫。在我出去工作的时候，我怎能放心呢？

答： 鼓励一个拒绝奶瓶喂养的宝宝，有许多不同的方法，要想在一周过后帮助

宝宝彻底忘了他不喜欢奶瓶和奶嘴这件事，你可以参考以下的办法。

- 让别人用奶瓶喂宝宝（你应该离开宝宝的视线）。
- 给他一个奶瓶，让他拿着玩，让他先把奶瓶当成玩具（你把它藏起来，然后又突然拿出来，像挠痒痒一样，用奶瓶触碰宝宝的脸）。
- 给宝宝一个奶瓶，亲密地贴近他，就像你的乳房那样贴近宝宝。
- 让他坐在自己的椅子上，面对面地用奶瓶喂他。
- 试着用一个带有奶嘴的杯子喂宝宝而不是奶瓶。
- 尝试在他瞌睡的时候或非常放松的时候，用奶瓶给他喂奶。
- 换用不同质地或形状的奶嘴，改变口感，看宝宝能接受哪种。

宝宝4个月大后，如果还是不肯用奶瓶，可以通过水杯帮助他喝东西。

乳头凹陷

问题11：我不知道我的乳头是否适合我的宝宝。尽管他们告诉我怀孕后会有所改变，但是我的看起来还是不突出，怎么办？

答： 乳头会在怀孕后发生改变，而且会变得突出。但是乳头和乳房的形状大小因人而异，所以你不必担心宝宝会不喜欢。如果你的乳头很平，刚开始你需要帮助宝宝含乳。要是你的乳头内陷，像酒窝——你会发现宝宝会尝试把它吸出来。你也可以买一个"乳头吸引器"，对纠正

乳头内陷有一定作用。

乳房的问题

问题12：我的乳房突然变软，不那么充实了。是因为突然停止分泌乳汁了吗？但是我的宝宝才12周大。现在他吃奶的时间只有几分钟，是因为乳汁不多吗？

答：不是的。这种变化是正常的，而且也不是突然发生的。变软和不充实感是因为乳房中的脂肪组织变少了，分泌乳汁的组织增多导致的。你的乳汁分泌虽然不再旺盛，但是和宝宝的需求是匹配的，所以乳房才会被排空。吃奶时间短对于大一点儿的孩子来说也是正常的。

产后无乳

问题13：我妈妈说她在生我后没有乳汁，我担心我也会如此。

答：孕妇不分泌乳汁是很少见的现象，可能是由于身体出现一些问题，如席汉综合征（由于产后出血影响了脑垂体的正常功能）、胎盘滞留、垂体腺瘤、甲状腺病变，以及严重贫血，这些病症都会影响乳汁的正常分泌，而这些病症都是可以治疗的。极少数妈妈的乳房有泌乳组织不足的问题，她们的乳房中会出现"管状"组织。但是，这些问题没有遗传倾向。

溢乳的问题

问题14：所有的妈妈都会在两次喂养之间发生溢乳现象吗？

答：有些妈妈会这样，这也因人而

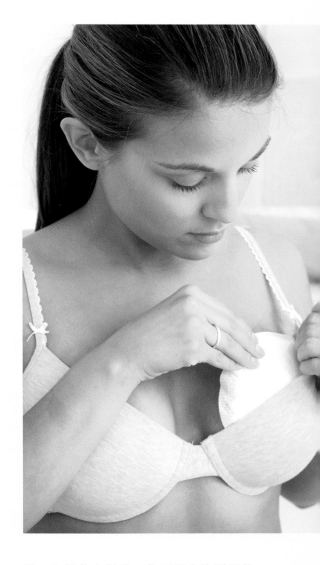

异。如果你会溢乳，你可以在胸罩里垫一个乳房垫，它可以吸收溢出的乳汁。但是，在晚上睡觉的时候，乳房垫就不那么好用了，所以你需要额外的保护——找一个大一点儿的棉手绢，折叠放在胸罩里，或者是其他吸水能力好的布料，可以多次清洗，反复使用。溢乳的现象不会持续多久，过了前几个月就会消失。

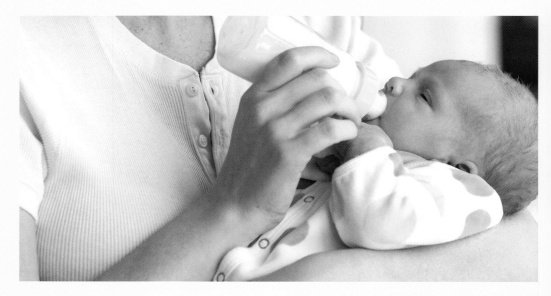

哺乳与隆胸

问题15：有植入物的乳房可以喂养宝宝吗？我需要在怀孕前把植入物取出吗？

答：可以喂养宝宝。有许多妈妈做过隆胸，目前还没有证据显示乳汁会因植入物而受到影响，所以可以不必取出。如果手术没有损伤乳腺组织，可以给宝宝喂奶。

哺乳与乳房手术

问题16：要是做过乳房部分切除手术或其他手术，会影响喂养宝宝吗？这意味着我不可能喂养宝宝了吗？

答：有时候手术会切断输乳管或重塑乳头，这就使母乳喂养宝宝不太可能实现——但也不是绝对的。请咨询专科医生或保健顾问，寻求建议。

哺乳与领养

问题17：没有怀孕的妈妈有可能用母乳喂养宝宝吗？我曾听说过有的领养宝宝的妈妈可以做到。

答：这是可以的，尤其是你以前进行过母乳喂养。有许多女性选择领养孩子或者让别人代孕宝宝（让别人替自己怀孕和分娩），也会成功地分泌乳汁，实现亲自母乳喂养。你需要准备一个吸奶器，多次使用它！这就是一个"诱导泌乳"的过程。你可以将宝宝抱入怀中，在宝宝吮吸乳房的时候，通过"奶水补充"的方法给宝宝补喂配方奶。方法是将导管贴在乳头旁，让宝宝吮吸乳头的同时可以吸到配方奶。这就如同宝宝喝到了母乳一样。配方奶的补喂，能够给宝宝持续地吮吸带来"奖励"。收养孩子或让别人代孕的妈妈很难分泌出足够的乳汁保证全母乳喂养，即使如此，设法分泌出部分乳汁是可以实现的。这样努力过的妈妈，她们的付出是有回报的，那就是母子亲情的建立。

喂配方奶粉的内疚感

问题18： 我后来才知道不应该给吃母乳的宝宝喂配方奶，尤其是婴儿期，那会影响孩子的初生胃肠环境。这是否无法弥补了？

答： 初生胃肠环境是宝宝没吃过配方奶之前的消化系统内环境。这种理论源自人们发现母乳之外的食物通过改变肠道菌群（也称为肠道有益菌）的种类，而改变肠道的环境。有研究者认为这会增加宝宝过敏和生病的风险。然而，这也不意味着给肠道造成了永久性的破坏。只有极少数情况下，宝宝会产生严重的过敏反应。如果宝宝携带经母婴传播途径传染的艾滋病病毒，那么纯母乳喂养或纯配方奶粉喂养——不要混合喂养——是相对安全的喂养方式。

我觉得这个理论多少会给母亲带来压力，让选择配方奶粉的妈妈感到自责和无助。终究，无法再回到添加配方奶喂养之前的日子了。不过，吃母乳的宝宝，即使曾经吃过配方奶，当恢复母乳喂养时，也会从中获益。在这种情况下，你可以放下心理包袱，如果可能，愉快地继续母乳喂养，并坚信宝宝会吃得好，长得好。

后悔

问题19： 当我回顾喂养宝宝那段时期，我仍然在后悔怎么没有把母乳喂养的时间延长一些。我真的非常用心，但是外界的压力有时候要我停止哺乳，有时候要我继续哺乳。我感到很困惑很有压力，多

希望喂奶不必劳心费力，不用担心宝宝是否吃饱了，是否会哭。但当换成奶瓶喂养时，我真是如释重负。别人可以分担喂宝宝的重任，让我休息一会儿，我会感到很放松。我不再是一个颇感压力的妈妈，我只愿享受拥有宝宝的快乐。但是问题就在于，我仍然觉得应该更加努力……当别人谈论母乳喂养好处多的时候，我既生气又纠结：它对于我来说一点儿都不美好！有什么办法能让我的想法有所转变呢？

答： 不论怎样，母乳喂养对宝宝的健康都是有益的——即便只有一天，甚至只有一次，都会给宝宝带来"一剂"抵抗感染的有效抗体。喂养的次数越多，宝宝就会拥有越强的抵抗力。你也可以这样想，虽然喂养方式很重要，不仅仅关系到健康问题，妈妈的心态、心情也会影响宝宝。没有压力地和宝宝相处会让宝宝受益良多。

你也可以和其他妈妈分享自己的感受，你会发现你并不孤独。有些喂宝宝配方奶粉的妈妈真实地感到来自他人的议论和指责，所以她们很敏感，只要涉及喂养方式的观点，就会让她们怀疑自己是否是称职的妈妈。在改喂配方奶的第一周，这种想法应及时打消，要是无法消除或陷得更深的话，你最好去咨询健康顾问。

健康咨询和心理咨询会对你有所帮助。世间最简单的选择莫过于"母乳还是奶粉"，不论你选择前者还是后者，或者混合喂养，都取决于诸多因素，其中必然会有妈妈的个人因素，这也并不稀奇。

作者的致谢

　　我要衷心感谢30多年来我遇到的数千位家长朋友，感谢你们对母乳喂养的支持；感谢过去15年来我通过邮件认识的众多同行；感谢我曾经治疗过并支持这项工作的女性朋友；感谢在国家儿童信托机构（NCT）的同事们。我在NCT学到了很多，但是本书都是我的一家之谈，要是有什么错误或不合适的观点都是鄙人不慧，不是NCT的观点，望大家见谅。

三好图书网
www.3hbook.net

好人·好书·好生活

我们专为您提供

健康时尚、科技新知以及艺术鉴赏

方面的正版图书。

入会方式

1.登录www.3hbook.net免费注册会员。
（为保证您在网站各种活动中的利益，请填写真实有效的个人资料）

2.填写下方的表格并邮寄给我们，即可注册
成为会员。（以上注册方式任选一种）

会员登记表

姓名：＿＿＿＿＿＿　性别：＿＿＿＿　年龄：＿＿

通信地址：＿＿＿＿＿＿＿＿＿＿＿＿＿＿＿

＿＿＿＿＿＿＿＿＿＿＿＿＿＿＿＿＿＿＿＿

e-mail:＿＿＿＿＿＿＿＿＿＿＿＿＿＿＿

电话：＿＿＿＿＿＿＿＿＿＿＿＿＿＿＿

希望获取图书目录的方式（任选一种）：

邮寄信件 □　　　　e-mail □

为保证您成为会员之后的利益，请填写真实有效的资料！

会员优待

·直购图书可享受优惠的
折扣价
·有机会参与三好书友会
线上和线下活动
·不定期接收我们的新书
目录

网上活动

请访问我们的网站：
www.3hbook.net

三好图书网
www.3hbook.net

地　址：北京市西城区北三环中路6号 北京出版集团公司7018室　联系人：张薇
邮政编码：100120　电　话：（010）58572289　传　真：（010）62052315

好书热荐

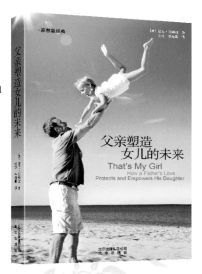

家教新经典
《父亲塑造女儿的未来》
That's My Girl
How a Father's Love Protects and
Empowers His Daughter

[美] 里克·约翰逊　著
安珍　盛海霞　译

　　对待女儿，母亲细致周到的照顾纵然无可替代，但是父亲的爱和教育更加高远开阔、沉稳深刻、坚定不移，父爱不仅带给女儿快乐，更多的是对女儿情商、人生观、爱情观的深远影响。

　　父亲影响着女儿一生的各个方面，让女儿明白：女人应该如何被对待，男人该如何向女人表达健康的爱和情感。最重要的是，父亲树立了一个男人呵护女人的标准。很明显，这是一项艰巨的任务。

　　里克·约翰逊阐述了父亲该如何与自己的女儿建立起彼此都渴望的亲密关系，帮助女儿健康成长、获得内心的幸福和满足。作者用坦率、睿智、平和的语言传递着知识、经验和道理，还有一语中的的心理剖析，智慧和幽默浮现于文字间。

　　忙着挣钱的父亲们！你们给女儿真正的财富不是金钱，而是当她面对这个世界时，内心的力量和信心！

　　里克·约翰逊　美国"好父亲"组织的创始人，该组织12年来致力于帮助男性经营好家庭，与妻子、孩子共同成长，成为好男人、好丈夫、好父亲；同时也是美国和加拿大许多大型子女教育和婚姻专题会议备受欢迎的演说家。他著有多部畅销书，如《好爸爸，强儿子》《更佳伴侣是怎样炼成的》等等。

品好书，做好人，享受好生活！

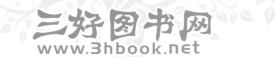